白癜风基础与临床

主　　编　杨高云
副主编　李　嘉

U0197213

白癜风基础与临床

主　　编　杨高云
副 主 编　李　嘉
编写人员　（按姓名汉语拼音排序）

陈　雪　首都医科大学附属北京同仁医院
冯家新　成都西部白癜风医院
李　嘉　首都医科大学附属北京友谊医院
刘淑芸　成都西部白癜风医院
任亚惠　首都医科大学附属北京友谊医院
石慧娟　首都医科大学附属北京友谊医院
王　勇　成都西部白癜风医院
杨高云　首都医科大学附属北京友谊医院
张学峰　成都西部白癜风医院

北京大学医学出版社

BAIDIANFENG JICHU YU LINCHUANG

图书在版编目（CIP）数据

白癜风基础与临床 / 杨高云主编. —北京：北京
大学医学出版社，2018.4

ISBN 978-7-5659-1772-1

Ⅰ. ①白… Ⅱ. ①杨… Ⅲ. ①白癜风 - 诊疗 Ⅳ.
① R758.4

中国版本图书馆 CIP 数据核字（2018）第 058183 号

白癜风基础与临床

主　　编：杨高云
出版发行：北京大学医学出版社
地　　址：（100191）北京市海淀区学院路 38 号　北京大学医学部院内
电　　话：发行部 010-82802230；图书邮购 010-82802495
网　　址：http://www.pumpress.com.cn
E - m a i l：booksale@bjmu.edu.cn
印　　刷：北京佳信达欣艺术印刷有限公司
经　　销：新华书店
责任编辑：袁帅军　　责任校对：金彤文　　责任印制：李　啸
开　　本：710mm×1000mm　1/16　印张：11.75　字数：236 千字
版　　次：2018 年 4 月第 1 版　2018 年 4 月第 1 次印刷
书　　号：ISBN 978-7-5659-1772-1
定　　价：68.00 元

主编简介

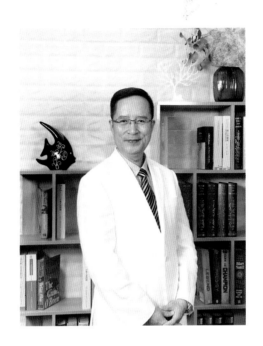

　　杨高云，医学博士，主任医师，教授，博士研究生导师。毕业于北京大学医学部，获医学博士学位。曾在北京协和医院做博士后工作2年，在美国学习和工作8年，先后就职于美国杜邦制药公司和美国强生制药公司的疾病和药物研发中心，从事多种皮肤病的发病机制及治疗研究，同时学习深造医学皮肤美容。

　　现工作于首都医科大学附属北京友谊医院，兼任国家自然科学基金委员会评审专家、北京市外国医师在京行医资格考试中心考评专家、中国整形美容协会面部年轻化分会常务委员、中国整形美容协会新技术新材料分会常务理事、中国整形美容协会激光美容分会委员、北京市中西医结合学会现代医学美容分会副组长，《中国皮肤性病学杂志》《中华皮肤科杂志》《中国医药导报》《实用皮肤病学杂志》Chinese Medical Journal 等编委，美国皮肤科医师协会（AAD）、美国实验皮肤科协会（SD）和美国医药科学家协会（AAPS）会员等。

　　经过30余年的临床和科研、国内和国外的学习和实践，杨高云教授不仅在治疗常见及疑难性皮肤病方面积累了丰富的临床经验，在皮肤激光、微整形、线雕等现代医学美容方面也具有先进的临床实践经验；拥有和完成多项国家级、部级、北京市级等科研课题；发表核心期刊论文50余篇，其中SCI收录论文15篇，参编论著5部。

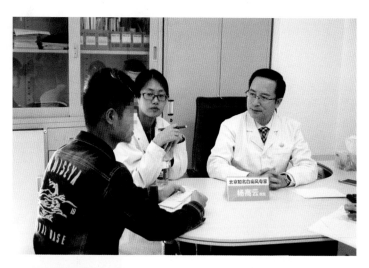

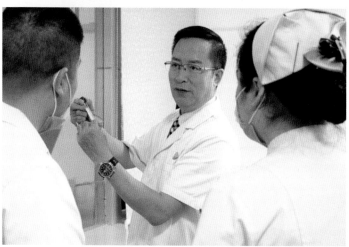

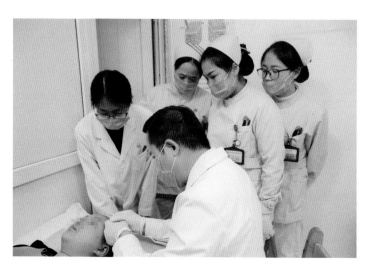

序

欣读首都医科大学附属北京友谊医院皮肤科杨高云教授之新作《白癜风基础与临床》，甚为喜爱。

白癜风是皮肤科最常见也是难治性疾病之一，患者往往苦不堪言。如何从诡异多变的临床类型和表现中寻找规律，如何为患者量症定制最为有效但副作用和开支最小的治疗方案，如何预见其是否可能复发并及时干预是每一个皮肤科医师都迫切想获取的知识。要想获取这些知识，其前提是必须认识白癜风的发病机制，知其然更知其所以然——杨高云教授之新作《白癜风基础与临床》就可以使你既知其然亦知其所以然。

《白癜风基础与临床》立足于白癜风的临床研究和基础研究，从其书中体现出杨教授与他的合作伙伴对白癜风的研究有着长期的积累，厚积薄发！杨教授结合前人和自身多年的诊疗经验，既对白癜风的一般诊断和鉴别诊断进行了系统的阐述，又对近年来新兴的皮肤镜、皮肤 CT 等检查技术进行了详细的描绘，令人受益匪浅。《白癜风基础与临床》回顾了白癜风传统治疗方法，比较了多年来常用药物和治疗方法的优势与不足，引证临床研究数据，突出了国内学者经临床验证行之有效的治疗方法，还介绍了近年来的新观点、新成就，使读者从基础到临床了解白癜风的研究动向和最新技术。通过阅读本书，可以相当全面地了解白癜风的来龙去脉，准确认识白癜风。纵览全书，深感内容详实，深入浅出，既适于皮肤科医护人员及相关专业人员参考学习，也适合给广大患者阅读指导治疗。

期待我的同行从此书中全面了解白癜风，也期待白癜风患者从此书中受益，白癜风得到治愈。

2018 年 4 月 8 日

前　言

　　白癜风是一种皮肤科较为常见的色素脱失性疾病。在我国的发病率为0.1%～2.7%。典型的白癜风病例较易诊断，由于其发病原因和发病机制仍然未完全明确，白癜风的彻底治愈仍然是一个医学难题。

　　白癜风虽然不影响患者正常的生理功能和活动，但会对患者的容貌造成损害，使患者在学习、就业、婚姻、社交中受到严重影响，给患者造成极大的心理负担与痛苦。在临床工作中，经常会有白癜风患者和家属焦急地询问医生到底是什么原因造成的疾病？白癜风能不能彻底治好？在这些患者中，儿童及青少年受疾病影响尤为显著。研究显示约35%的白癜风患者在儿童期发病，这些儿童和青少年往往比同龄人更加敏感，容易产生自卑心理。在临床工作中我们常常会遇到一些儿童白癜风患者羞于或害怕面对他人，不愿意去学校，甚至因此产生极端悲观的念头。同时患儿的家长都十分焦虑、不安甚至自责，在这种不安氛围中患儿的心理负担也愈加沉重。每当遇到这样的患者，我们都为之遗憾，并深刻地感受到了一个医者的责任之巨。

　　目前我们虽然还没有找到一种彻底治愈白癜风的方法，但对于白癜风的病因及发病机制的认识已经取得了一定的进展，加之如今可选择的白癜风治疗方法也多种多样，治疗的有效率也越来越高。为此我们收集整理了关于白癜风经典的以及新的观点与认识，多方面收集实验和临床研究的证据信息，让读者更科学地认识白癜风这种疾病。我们回顾了白癜风治疗历史上的各种疗法，客观地呈现其疗效与安全性，并收集了新的治疗方法和理论，给读者带来白癜风治疗的新信息与新方向。

　　出于对白癜风诊疗事业的热爱，并希望尽自己的努力为广大白癜风患者提供相对系统、全面的知识，我们在结合了自身多年临床诊疗的经验和心得后，历时多日，终于完成了此书。

　　该书的编写得到了多位学者的帮助及指导以及成都西部白癜风医院的协助，他们为本书提供了大量病例及图片资料，丰富了本书的内容。为了达到全面、科学的阅读效果，我们参考了国内外大量的文献与著作，在此一并感谢他们！时间仓促，水平有限，对于本书中的不足和错误，也恳请专家、同行和读者们批评指正。

主　编

目　　录

第一章　白癜风概述

白癜风（vitiligo）是一种常见的局限型或泛发型皮肤黏膜色素脱失性疾病，由皮肤和（或）毛囊的功能性黑素细胞的减少或丧失引起[1]。在传统中医里白癜风被称为"白癜""白驳病""斑驳"等。白癜风的主要症状表现为局限或泛发的片状色素脱失斑。成年人和儿童均有可能患病，好发于青少年，无性别差异，春夏季高发，皮损部位以曝光和摩擦部位较多见，发病时间和发病机制并不明确[2]。

白癜风可以发生在身体皮肤的任何部位，但好发于暴露及摩擦部位，如面部、颈部、手背、腰骶部等，也可累及口周、阴唇、龟头、包皮等黏膜部位。白癜风初发时是一片或数片白色的色素脱失斑，边界不清楚，可以逐渐扩大，发展为边界清楚的瓷白色斑块，白斑中间可存在散在的小片或以毛囊为中心的岛状色素区，白斑处的毛发也可能变白，少部分发生在头部的患者仅表现为白发而没有白斑。在白癜风病程进展中，皮肤机械性损伤后容易继发白斑，如摩擦、刮伤、烧伤、外伤等。这种皮肤外伤后继发皮损的现象称为同形反应。在白癜风病情进入稳定期后，皮损停止发展，边缘出现色素加深带。

白癜风造成的色素脱失白斑，严重影响患者的容貌和形象，使患者可能在学习、就业、婚姻、社交中受到歧视，加重患者的心理负担，严重影响患者的生活质量。虽然该病一般容易诊断，但治疗却较棘手。白癜风通常较顽固，且治疗后容易复发。国内外的研究表明白癜风的发病机制是多方面的，且目前应对白癜风的治疗方案也趋向多样化。单纯的药物治疗或者药物治疗配合物理治疗对于治疗局限型白癜风或者泛发型白癜风都有不同的疗效，药物治疗的剂量和强度要根据患者的不同年龄和不同部位加以调整，药物治疗的配合可以降低光毒性对皮肤造成的损伤。外科手术治疗主要针对那些对药物治疗和物理治疗都无效的稳定期白癜风患者，这种治疗方法成本较高，但疗效相对较好。

参考文献

[1] 张学军. 皮肤性病学. 8版. 北京：人民卫生出版社，2013.
[2] 朱铁君. 色素性皮肤病. 北京：北京医科大学出版社，1996.

第二章 白癜风的流行病学特征

一、白癜风患者的地域、人口分布

在世界各地都有白癜风患者，各种族人群均有可能发病。总体来说，白癜风的发病率为 0.1%～8%，但不同地区与不同种族间的发病率差异明显。在欧美白种人聚居地区，发病率约为 1%。有色人种的发病率明显高于白种人，且肤色越深的人种发病率越高，黄种人的发病率高于白种人，低于黑种人。在日本白癜风的发病率为 1.68%，在墨西哥的发病率为 2.6%～4%，而在印度某些地区的发病率可高达 8%。

我国的流行病学调查显示白癜风在我国的发病率为 0.1%～2.7%。卢涛等[1] 对陕西省 3605 万人采取分层、四级整群等距随机抽样出千分之一人口，进行白癜风患病率调查，共调查 42 833 人，发现 40 例白癜风患者，白癜风患病率为 0.093%，结果显示陕西省白癜风患病率为 0.093%。2007 年 1 月—2008 年 9 月进行的中国六省及地区的白癜风整群抽样调查显示，19 974 人中有白癜风患者 122 例，白癜风总患病率为 0.70%，标化患病率为 0.56%，其中 0～19 岁初次发病的人数占 21.85%，20～49 岁初次发病的人数占 47.05%，局限型患者占 36.06%，散发型患者占 35.25%，泛发型患者占 18.03%，节段型患者占 2.46%[2]。刘青在山东淄博地区进行白癜风流行病学调查显示，在调查的 2719 人中，白癜风患病率为 0.77%，标化患病率为 0.71%，初次发病年龄高峰在 50～59 岁[3]，不同于其他报道。

二、白癜风患者的性别、年龄差异

关于白癜风发病性别差异问题的报道很多。在大多数报道中，男女发病率没有明显差异，男性白癜风患者人数与女性患者人数大致相近，也有部分数据显示男性多于女性，如我国六省及地区白癜风的流行病学调查发现男性发病率为 0.95%，女性发病率为 0.50%[2]。但是女性的治疗积极性相对较高，原因在于白癜风对女性的负面影响要比男性严重。尽管成人白癜风发病的男女比例无显著差异，但在小于 30 岁的人群中，女性发病率高于男性，尤其是青春期的女性，这可能与女性发育较早及发育期间内分泌变化有关。女性内分泌失衡，易诱发白癜风，在发育期间，女性对营养、微量元素的需求增加却没得到及时的补充，也会影响黑素的合成代谢而致病。另外，性别差异还体现在儿童期的女性患者受累面积较男性严重。

白癜风在任何年龄时期都可能发病，儿童期和青少年期是白癜风高发年龄阶段。荷兰一项研究显示，75% 的白癜风患者 10 岁前发病，50% 的白癜风患者 20 岁前发病，平均发病年龄约 20 岁，在总的白癜风患者中，小于 12 岁的儿童患者占 23%～26%，儿童组患者平均发病年龄为 4.6～4.8 岁[4]。美国南加州白癜风和色素研究院调查了 448 名白癜风患者，29% 的患者于 20 岁前发病，14% 的患者在 10 岁前发病[5]。而在韩国一项调查 80 例患儿的研究显示，平均发病年龄为 5.6 岁，有阳性家族史者占 13.8%[6]。Handa 等统计了 625 例儿童白癜风患者，平均发病年龄 6.2 岁，12.2% 的患儿有家族史，其中女孩 375 例占 57.1%，男孩 268 例占 42.9%，女孩在发病中占主体，与成人相比儿童白癜风有明显的性别差异[7]。国内关于儿童白癜风的调查显示，儿童患者发病年龄为 5.4～10 岁，平均发病年龄 6.3～6.7 岁，男性发病早于女性。李舒丽及同事对在第四军医大学西京医院皮肤科确诊的儿童白癜风病例进行回顾性分析发现，在 1125 例白癜风患儿中，男女比例为 1.04∶1，平均始发年龄 7.03 岁，发病年龄以 5～9 岁最多见（62.04%），平均病程 15.32 个月，而临床表现以寻常型最常见（86.31%），有 6.84% 的患儿伴发其他疾病，其中以晕痣最多，占 4.44%，且伴发晕痣者平均发病年龄早于无合并晕痣者[8]。在王红艳等进行的 1315 例儿童白癜风病例回顾性分析研究中，男性患者 684 例（52.02%），女性患者 631 例（47.98%），平均年龄（8.57±2.99）岁，76% 患者（1000 例）在 5～11 岁范围内，平均病程（17.83±24.13）个月，局限型白癜风最多为 1016 例（77.26%）；对照组选择成人白癜风患者 4958 例，皮损部位仍以局限型最多，3458 例（69.75%）；儿童神经节段型 93 例占 6.9%，高于成人 167 例（3.4%）[9]。综合来看，儿童白癜风的流行病学特点与成人有很多差别。儿童的发病率明显较成人高，且增长趋势显著，增长速度快。在儿童中男性较女性发病年龄早，男女比例有偏差，女性发病率较男性稍高。儿童中节段型及局限型白癜风患者的比例高于成人，而散发型、泛发型和肢端型白癜风比例则低于或与成人相似。

世界任何地区、任何种族的人群均可罹患白癜风，患者职业囊括工人、农民、军人、学生、公务员等多种职业。一般来说，职业与白癜风的发病没有直接关系，不同职业之间白癜风的发病率没有太明显的差异。但在临床上发现，某些化学物质对黑素细胞有选择性的破坏作用，可导致皮肤脱色。实验室研究证实，对叔丁酚、氢醌、氢醌单苯醚、β-盐酸巯乙胺、N-（2-巯乙基）-2-甲胺盐酸盐（MEDA）等化学物质都使豚鼠、鼠、猫或兔的皮肤或（和）毛发脱色。因此，在树脂生产业、汽车业、皮革业及其他类似行业的工作人员，由于经常及长时间接触对叔丁基邻苯二酚、4，4'-二羟联苯等类似化学制剂，都可能发生职业性白斑。

三、白癜风与季节和日照

白癜风发病和活动与季节有一定的相关性。一般白癜风在一年四季都可能发生，但多数患者常在春夏季节发病或加重，尤其是两季交替时。这与春夏季节日照增加、气候温暖甚至炎热、人们在户外的活动时间较长有关。在此期间常常发生外出旅游后出现白斑或白斑加重的情况，而且新发白斑经常出现在面颈部等暴露部位，说明白癜风的发病与暴晒有关系。

孙秀坤等对浙江地区 815 例白癜风患者调查显示，除外 53 例患者发病季节不详，481 例患者的发病季节分别为春季 167 例、夏季 182 例、秋季 70 例、冬季 62 例，春夏季与秋冬季比例为 2.64∶1。279 例（52.25%）患者描述病情变化与季节有相关性，特别是季节交替时出现病情发展，春季 164 例、夏季 70 例、秋季 22 例、冬季 23 例[10]。牛颖等的调查显示，500 例白癜风患者中，282 例（56.4%）患者认为其白癜风加重或复发与季节有关，其中夏季尤为严重，其次为春季；26 例（5.2%）患者认为暴晒是导致白癜风发病的主要原因；有 80% 的患者发病部位以头颈部为主，可能与这些部位常暴露在外接受紫外线照射更多有关[11]。刘宏胜等对 745 例儿童白癜风进行临床分析发现，发病季节：春季 256 例（33.96%），夏季 337（44.69%），秋季 62 例（8.22%），冬季 53 例（7.03%），46 例发病季节不清。首次发病季节以春夏为主，占 78.65%[12]。李强等对 498 例儿童白癜风临床分析显示，82 例患者描述与季节有关，部分病例连续两年或数年在相同季节复发；其中春季发病 28 例，夏季发病 19 例，秋季发病 19 例，冬季发病 19 例，比例约为 1.5∶1∶1∶1。这与成人白癜风明显不同，成人有 203 例患者描述与季节有关，比例约为 4∶5.2∶1∶1.4[13]。儿童四季差别不如成人显著，这也提示儿童发病与成人不同，表明儿童白癜风的特殊性，成人夏季发病明显高于其他季节，可能与夏季太阳曝晒机会加大有关。

部分学者认为日光中的紫外线通过光毒性反应或变态反应直接导致黑素细胞损伤；也有学者认为日光照射引起皮肤中自由基积聚，自由基引起黑素细胞的细胞膜、线粒体及 DNA 损伤并诱导黑素细胞凋亡，最终引起白癜风发病。此外，在春夏时节，由于日光照射造成肤色加深，白斑周围的皮肤及边缘色素沉着增加，而白斑色素没有增加或增加不明显，这样白斑与正常皮肤间的色差加大，令患者误以为白斑加重，引起重视和紧张心理，从而来医院就诊。Lerner 针对白癜风发病机制提出黑素细胞自身破坏学说，认为本病好发于暴露及色素加深部位，其表皮黑素细胞功能亢进，促其耗损而早期衰退，并可能是由细胞本身所合成的毒性黑素前体物质的积聚所致。同时夏季人们烦躁的精神状态也是一个不容忽视的方面。在秋冬季节光照时间变短、强度减弱，人们的肤色恢复、变浅，衣服遮盖面积增加，这都使得白斑变得相对不明显或容易被忽视，从而导致延误治疗。

四、白癜风与家族史及遗传的关系

在大量的临床观察中发现，遗传是白癜风发病的一个重要因素。早期的调查显示，白癜风在患者的直系亲属中更流行，提示白癜风与遗传相关。白癜风在总人口中的比例仅占 1% 左右，但在白癜风患者的亲属中患病概率达到 6%，同卵双胞胎患病率高达 23%。此外，白癜风患者及其亲属患其他免疫疾病（自身免疫性甲状腺病、1 型糖尿病、恶性贫血、Addison 病等）的风险也相对较高。这些都证明遗传因素在白癜风的发病中起重要作用。

在孙秀坤的一项调查中，综合地域白癜风发病率后以 0.12% 作为人群患病率，与之相比得到父母亲代患病时子女患病的相对风险性（RR 值）[14] 显示，与父母均不患病的人比，父亲患白癜风时，子女患白癜风的危险性为 132 倍；母亲患病时，子女患白癜风的危险性为 72 倍。当一个人被确诊患有白癜风时，他（她）的父亲、母亲、兄弟、姐妹、儿子、女儿患白癜风的概率分别是普通人的 28、18、12、22、13 和 22 倍。综合数据显示白癜风先证者父母、同胞、子女的患病 RR 值分别为 22.49、17.15 和 17.54。这与国外有关白种人白癜风患者一级亲属分层发病危险性的报道结果不尽一致，白种人白癜风先证者父母、同胞、子女的患病 RR 值分别为 7、12 和 36。母系遗传男性后代发病年龄（平均 12.89 岁）比女性后代（平均 21.22 岁）低，说明亲代遗传作用差异可能存在。但当不考虑后代性别因素时，父系与母系遗传后代平均发病年龄分别为 17.81 岁和 18.12 岁，而且父系遗传与母系遗传后代发病临床表型之间差异也无统计学意义。此项调查中男女比例均接近 1:1，由此可见性别不是影响患者遗传的因素。另有研究显示，男性平均发病年龄（19.74 岁）早于女性（21.96 岁）。有家族史患者平均发病年龄（19.89 岁）比无家族史患者（21.31 岁）低，但无统计学意义，与国外报道相近。有遗传家族史的白癜风患者临床表现以散发型居多，非遗传患者则以局限型居多。而泛发型患者在有家族史患者中占 10.2%，在无家族史患者中占 8.0%。皮损双侧分布的患者比例也以有家族史的患者居多，说明具有家族遗传史的白癜风患者倾向于发展成严重的临床类型。

多数学者认为白癜风的遗传不符合单基因遗传模式，有可能是多基因决定的，并有环境因素参与发病。我国白癜风遗传流行病学的研究证实，中国汉族人白癜风符合多基因遗传模式。从整个白癜风发病患者群来分析，白癜风的遗传被认为符合多基因遗传模式，但就每个独立的白癜风家系来说，都有其各自独立的遗传方式。国内曾报道过 3 个白癜风家系，均为常染色体显性遗传，其中 2 个为不完全显性遗传，1 个为完全显性遗传。在孙秀坤等调查的 286 个白癜风遗传家系中，男女发病比例接近 1:1，男女均可传递给下一代，未呈现性联遗传的特点[15]。从各自的家系图谱来看，绝大多数符合常染色体显性遗传特点。其中部分家系仅发现一代患病，可能由于白癜风患者亲代或共同祖先基因突变，又因外显率不全而导致"遗传不外显"现象。也有白癜风家系图谱显示出典型常染色体完全显性遗传的特征，即遗传与性别无关，男女患病机会均等；患者双亲中必有一个为患者，患者同胞中约有1/2也为患者；家系白癜风谱中可见疾病连续传递；双亲无病时子女大多不会患病。也有家系中的患者致病基因从母亲传递而来，但其母亲并未发病，说明外显率并非100%，故为常染色体不完全显性遗传。有的家系图谱显示代与代之间传递不连续，患者的双亲表型正常，这些都符合常染色体隐性遗传的特点。极少数家系显示，先证者致病基因可能来自亲代双方，如果认为亲代双方是携带者而非不完全显性遗传的话，那么就符合常染色体隐性遗传的特点，但不能排除其他遗传方式的可能。

综合来看，白癜风确实具有遗传易感性，但其遗传规律仍不明确，需要大样本量的遗传学调查，同时进一步区分各种遗传类型白癜风家系，寻找相同类型的、遗传方式较明确的家系，结合分子遗传学进行白癜风基因定位克隆工作，只有这样才能逐步揭示白癜风的遗传规律。

参考文献

[1] 卢涛，高天文，王安辉，等. 陕西省白癜风患病率调查. 中华皮肤科杂志，2004，37（7）：406-407.

[2] 王晓燕，周俊娥，王仁利，等. 中国大陆六省白癜风患病率与相关因素调查分析 [A]. 中华医学会（Chinese Medical Association）、中华医学会皮肤性病学分会. 中华医学会第十五次全国皮肤性病学术会议论文集 [C]. 中华医学会（Chinese Medical Association）、中华医学会皮肤性病学分会，2009：1.

[3] 刘青，刘欣会，王明莲，等. 淄博地区白癜风流行病学调查分析. 中国麻风皮肤病杂志，2013，29（10）：673-674.

[4] Westerhof W，Bolhaar B，Menke HE，et al. Resuhaten van een enquete onder vitiligo patienten. Ned Tjdschr Dermatol Venereol，1996，6（21）：100-105.

[5] Harm SK，Nordlund JJ. Vitiligo. London：Blackwell Science，2000.

[6] Cho S，Kang HC，Hahm JH. Characteristics of vitiligo in Korean children. Pediatr Dermatol，2000，17（3）：189-193.

[7] Handa S，Dogra S. Epidemiology of childhood vitiligo：a study of 625 patients from north India. Pediatr Dermatol，2003，20（3）：207-210.

[8] 李舒丽，刘玲，坚哲，等. 儿童白癜风1125例的临床特征与治疗总结. 中国美容医学，2012，21（11）：1586-1589.

[9] 王红艳，王再兴，林达，等. 1315例儿童白癜风临床分析. 安徽医科大学学

报，2008，43（5）：582-583.

[10] 孙秀坤，许爱娥，孟炜，等．浙江省815例白癜风患者遗传流行病学研究．中华流行病学杂志，2005，26（11）：911-914.

[11] 牛颖．大庆地区白癜风500例发病诱因分析．中国美容医学，2013，22（17）：1782-1784.

[12] 刘宏胜，梁燕华．754例儿童白癜风临床分析．国际医药卫生导报，2008，14（3）：27-29.

[13] 李强，高天文，李春英，等．498例儿童白癜风临床分析．第四军医大学学报，2001，22（24）：2300-2302.

[14] 孙秀坤，许爱娥，欧阳杰，尉晓冬．白癜风发病中遗传因素的调查分析．中华皮肤科杂志，2005，38（9）：554-556.

[15] 孙秀坤，许爱娥，尉晓冬．286个白癜风家系遗传方式分析．中国皮肤性病学杂志，2004，18（12）：723-724.

第三章　白癜风的病因与发病机制

一、免疫机制与白癜风

随着免疫学的发展，越来越多的证据表明白癜风的发生和机体自身免疫密切相关。多数学者支持自身免疫学说。

自身免疫性疾病在白癜风患者及其近亲家属中的发生率明显高于正常人。常见的自身免疫性疾病包括 Addison 病、Schmidt 综合征、自身免疫性多腺体综合征（autoimmune polyglandular syndrome，APS）、自身免疫性甲状腺病、恶性贫血、1型糖尿病、系统性红斑狼疮等。10% ~ 15% 白癜风患者常伴发一种或多种自身免疫性疾病，其中自身免疫性甲状腺病最常见。这些结果表明白癜风患者及近亲属与自身免疫性疾病患者具有共同的易感基因，致病因素激发这些易感基因引起白癜风和自身免疫性疾病。

白癜风患者的细胞免疫、体液免疫及自身免疫耐受存在异常。这些免疫异常通过复杂的免疫反应与遗传和环境因素相互作用，引起黑素细胞功能下降和细胞损伤甚至脱失。在白癜风患者血清中可以检测到多种器官相关抗体，如抗甲状腺抗体、抗甲状腺旁腺抗体、抗胃壁细胞抗体、抗肾上腺抗体、抗平滑肌抗体、抗黑素细胞抗体等。在白癜风皮损边缘检测到 $CD3^+$、$CD4^+$、$CD8^+$ T 细胞增加。这些发现均表明白癜风的发生与免疫机制相关。

（一）细胞免疫

细胞免疫因素在白癜风发病中占有重要地位。白癜风患者皮肤活检显示白斑周围可发现浸润 T 淋巴细胞，这表明细胞免疫参与白癜风的发生，且 T 细胞在白癜风免疫发病中占有重要地位。

$CD8^+$ T 细胞效应受主要组织相容性复合体（MHC）Ⅰ类分子的限制，其活化转变为细胞毒性 T 细胞，可特异性杀伤黑素细胞。在白癜风的黑素丢失区常有 $CD4^+$、$CD8^+$ T 细胞浸润，而且 $CD4^+/CD8^+$ T 细胞比例升高。在对白癜风患者皮损和皮损边缘进行活检时发现，皮损边缘浸润的 $CD4^+$、$CD8^+$ T 细胞分泌肿瘤坏死因子（TNF）-α 和干扰素（IFN）-γ 增加，IFN-γ 通过提高细胞间黏附分子 1（ICAM-1）的表达，促进 T 细胞向皮肤转运。$CD8^+$ T 细胞还表达皮肤归巢受体（CLA），通过招募外周循环的 T 细胞来影响皮肤[1]。因此 $CD8^+$ 细胞毒性 T 细胞

（TCL）对黑素细胞的破坏作用是白癜风发生的重要机制。CD4$^+$ T 细胞与自身免疫性疾病关系密切，其功能障碍常导致自身免疫性疾病，CD4$^+$ T 细胞在白癜风的发病中也发挥重要作用。

CD4$^+$ T 细胞效应受 MHC II 类分子的限制，受相应细胞因子诱导活化后转变为各种效应 Th 细胞亚群，又因分泌的细胞因子不同而发挥不同的生物学作用。在白癜风中以 Th1 型分泌模式为主，主要分泌 TNF-α、INF-γ、白介素（IL）-2、IL-12。IFN-γ 等细胞因子可诱导产生趋化因子（CXCL）10，而 CXCL10 介导 Th1 细胞归巢并分泌 TNF-α、INF-γ，而这些产物再次促 CXCL10 产生，进而由此形成了放大环路。而这些细胞因子，如 TNF-α、INF-γ 等，可以诱导和破坏黑素细胞并抑制黑素细胞干细胞的分化。MHC II 类抗原的异常表达损害黑素细胞及增加 ICAM-1 的表达，从而发挥抗原呈递和 CD4$^+$ T 细胞活化的重要作用。有推测认为可能是抗原呈递细胞将抗原呈递给 CD4$^+$ 细胞，使得 CD8$^+$ T 细胞活化而直接攻击黑素细胞，从而导致白癜风的发生。同时部分未向皮肤迁徙的 T 细胞在淋巴结中转化为效应性记忆 T 细胞，在患者外伤或免疫力低下时引起白癜风再发或加重。

调节性 T（Treg）细胞是一种 CD4$^+$ T 细胞亚群，具有负性调节机体免疫反应作用，在维持机体免疫功能稳定性和耐受性方面发挥重要作用。在白癜风中调节性 T 细胞功能的缺陷可能是皮肤色素脱失的重要原因。调节性 T 细胞的耗尽激活抗黑色素瘤细胞抗体，破坏黑色素瘤细胞引起白癜风。随着表皮复色，Treg 细胞的浸润增加，Treg 细胞在防止黑素细胞自身免疫反应中起重要作用。白癜风患者外周血 Treg 细胞的数量较健康人明显减少，进展期白癜风比稳定期减少得更明显。白斑边缘 Treg 细胞的数量也明显减少。Treg 细胞在白癜风的发病机制中较复杂，可能是基因上的缺陷或胸腺发育不良等引起 Treg 细胞数量和功能上的异常，Treg 细胞相关蛋白 FoxP3、IL-10、转化生长因子（TGF）-β、细胞毒 T 细胞相关抗原（CTLA）-4 等蛋白质的表达减少都与之有关。异常的 Treg 细胞无法抑制 CD4$^+$ 和 CD8$^+$ T 细胞的增殖，从而导致自身免疫性 T 细胞破坏黑素细胞。同时很多未知的因素可能产生黑素抗原或其他新的抗原，进一步刺激 T 细胞或 B 细胞分泌破坏黑素细胞的物质，最终导致黑素细胞的大量损失引起白癜风。

B 细胞在白癜风发生中的作用尚不清楚，在部分白癜风皮损处没找到浸润的 B 细胞，或者可能发现 B 细胞浸润在白斑区。有研究认为黑素浓集激素受体（MCHR1）是白癜风患者体内的 B 细胞自身抗原，可使机体产生 MCHR1 抗体，进而引发白癜风。

（二）体液免疫

体液免疫是人体重要的防御机制，与白癜风的发生也有重要关联。研究者们已经在白癜风患者的血清中发现了多种自身免疫抗体，如抗黑素细胞抗体、抗酪氨酸酶抗体、抗酪氨酸酶相关蛋白 -1 抗体等，并且这些抗体的水平与病情严重程度相关。酪氨酸酶是这些抗体识别的主要抗原，在约 75% 白癜风患者外周血中可以检测到抗黑素抗体，约 23% 非节段型白癜风患者抗酪氨酸抗体阳性。Naughton等研究发现，30.9% 的白癜风患者抗黑素细胞自身抗体阳性[2]。Zhou 等在部分白癜风患者血清中检测到了黑素浓集激素受体 1（MCHR1）抗体，可与人黑素细胞膜蛋白特异性结合[3]。研究发现，白癜风患者血清中的自身抗体为 IgG 抗体，此外还存在 IgA 自身抗体。这些自身抗体可以通过补体介导和抗体依赖细胞毒性作用造成黑素细胞受损、破坏和黑色素生成异常。在白癜风患者血清中也存在多种白癜风相关抗原，部分已经明确的白癜风相关抗原有酪氨酸羟化酶、酪氨酸酶抗原、酪氨酸相关蛋白 -2（TRP-2）、黑素基质蛋白 gp100、T 细胞识别黑素瘤抗原 1（MART1）等。研究证实白癜风自身抗体通过补体介导或抗体依赖性细胞毒性反应来破坏黑素细胞。如 TRP-2 通过与抗原抗体结合发挥作用，MART1 和黑素基质蛋白 gp100 借助 T 淋巴细胞的细胞毒性发挥作用。此外，Liu 等发现在多巴异构酶基因发生突变的黑素细胞内，黑素小体蛋白易受氧化，且这种结构发生改变的黑素小体蛋白免疫原性增强，最终引起强烈的体液免疫及细胞免疫应答，导致黑素小体和黑素细胞的破坏[4]。黑素细胞选择性的损失可能是因为白癜风抗体反应优先表达在色素细胞抗原上，也可能是遗传易感性通过 T 细胞的失调引起免疫紊乱的结果。

（三）细胞因子

细胞因子是由免疫原、丝裂原等刺激细胞所产生的可溶性低分子量蛋白质，可以调节固有免疫和获得性免疫。有多种细胞因子参与白癜风脱色素的过程。这些细胞因子可以诱导 T 细胞的活化分化和迁移，而活化的 T 细胞又可产生多种细胞因子。IL-12 可诱导 CD4$^+$ T 细胞分化为 Th1 细胞。INF-γ 可以引起 CD8$^+$ T 细胞在皮肤内特异性聚集，间接上调 ICAM-1 的表达，增加 T 细胞与黑素细胞间黏附作用。CD4$^+$ T 细胞血清可溶性与白癜风的活动性有关，而且病程长的白癜风患者血清可溶性白介素 -2 受体（sIL-2R）水平比病程短者高。在泛发型白癜风患者活动期，sIL-2R 参与了黑素细胞破坏相关的体液免疫和细胞免疫应答过程。在白癜风患者血液中发现 IL-6 产生升高，而 IL-6 可以激发 ICAM-1 的表达，促进白细胞和黑素细胞的相互作用。Basak 等证实血清 TGF-β 水平的降低引起 Treg 细胞成熟的减少[5]。而 IL-17 与白癜风的扩散有关。白癜风患者皮损及皮损周围的炎性细胞因子的表达明显，这些细胞因子对黑素形成有抑制作用，如 IL-6 和 TNF-α 等；同时白癜风患者皮损中的黑素形成介质 [如粒噬细胞 - 巨噬细胞集落刺激因子（GM-CSF）、碱性成纤维细胞生长因子（bFGF）、干细胞因子（SCF）、内皮素 -1(ET-1)等] 的表达降低。白癜风患者的 TNF-α 水平增高可能有助于角质形成细胞和黑素细胞的凋亡，从而减少黑素细胞颗粒的释放。TNF-α 还可以诱导 IL-1α 促进 B 细胞增殖、抗体产生及树状突细胞成熟，参与白癜风自身免疫的发展。

（四）固有免疫

固有免疫细胞包括吞噬细胞、树突状细胞、自然杀伤细胞、肥大细胞等，具有摄取、加工、呈递抗原等作用，是联系体液免疫与细胞免疫的桥梁。白癜风皮损边缘朗格汉斯细胞数量增加，胞体增大、深染、胞突消失。Salmasi JM 等发现白癜风患者外周血中活化的自然杀伤（NK）细胞增加，但这种细胞增加与病程无关[6]。Van den Wijingaard R 等在白癜风皮损处发现有巨噬细胞的参与，在皮损周围密度升高，这可能与巨噬细胞参与 CTL 细胞介导的黑素细胞损伤过程有关[7]。Aroni K 等发现白癜风皮损的中央区较边缘区有更多的肥大细胞，且认为这与白癜风渐进的炎症病程有关[8]。在白癜风患者皮损及黑素细胞中，苯酚所导致的应激反应可促进热激蛋白 70 产生；在小鼠模型中也发现热激蛋白 70 参与了白癜风发病，并加速了病情进展，同时可激活皮肤树突状细胞，导致炎症反应。黑素细胞在应激时产生损伤相关的分子模式（DAMPs）并激活模式识别受体（PRRs），引起固有免疫反应。目前学界已经确认慢性自然杀伤细胞与系统性自身免疫性疾病有关，但是固有免疫系统参与白癜风发病的具体机制尚需研究。

白癜风免疫机制尚不完全清楚，细胞免疫是由 CD4+、CD8+ T 细胞浸润白癜风皮损及皮损边缘，黑素细胞特异性 CD8+ 细胞和 T 细胞亚群的改变而影响色素代谢，在这过程中 CD4+ 细胞可能增强自身免疫反应，而 Treg 细胞抑制 CD4+、CD8+ 细胞的增殖和活跃。细胞因子起着中间的免疫介导、传递细胞信号等作用。白癜风患者外周血黑素抗体的发现进一步证实白癜风的自身免疫机制。虽然这些抗体缺乏特异性，但这些抗体诱导黑素细胞毒性和凋亡作用已被证实。对白癜风患者外周血和皮损研究的深入可能为黑素细胞破坏的免疫机制提供充分科学依据。

二、氧化应激与白癜风

近年的研究表明，白癜风患者表皮氧化应激增加，用 Wood 灯 [长波紫外线（UVA）波长在 351 nm 处] 检查活动期白癜风皮损，可见特征性的表皮内氧化性生物蝶呤发出的黄 / 绿或稍带蓝色的荧光。用傅里叶变换拉曼光谱仪（Fourier transform raman spectroscopy，FTRS）检测白癜风受损与未受损皮肤，发现表皮内有高浓度的 H_2O_2。这些都证明白癜风皮损内大量活性氧聚集发生氧化应激。很多学者认为氧化应激损伤为白癜风发病的始动因素之一，并且是推动病情发展的因素。

在人体代谢过程中，细胞内酶促反应如黄嘌呤氧化酶、醛氧化酶和非酶促反应（如蛋白质、脂类、低分子化合物的自动氧化以及水和其他生物分子的辐射分解）不断产生对细胞有毒害作用的活性氧类（reactive oxygen species，ROS）[主要包括超氧负离子（O_2^-）、过氧化氢（H_2O_2）、羟自由基（OH·）等]。与此同时，机体细胞也存在清除和抑制活性氧类反应的体系，其组成有些是酶，如超氧化物歧化酶（SOD）、过氧化氧酶（CAT）及谷胱甘肽过氧化物酶（GSH-Px），有些是低分子化合物，如维生素 E、维生素 C 等。在健康细胞正常代谢下，活性氧产生和清除处于平衡状态，机体细胞受到自由基防御系统和损伤修复系统的双重保护，当受到毒物、药物或外来刺激就会产生大量活性氧，超出机体细胞自身清除能力，平衡遭到破坏，氧化应激发生，损伤细胞组织，导致疾病发生。

已经证实在白癜风患者皮损中多种活性氧成分异常增加而抗氧化成分减少。Yildirim M 等发现泛发型白癜风患者皮肤组织中 SOD、GSH-Px、丙二醛水平较正常人显著增加[9]。早期研究发现进展期白癜风患者皮损处泛醌、维生素 E、谷胱甘肽（GSH）、CAT 水平较正常人显著下降，氧化型谷胱甘肽水平显著升高，而SOD、GSH-Px 的活性和泛醌浓度与正常人相似[10]。Arican O 等发现进展期局限型白癜风患者红细胞内 SOD 活性和血浆中丙二醛（MDA）浓度较正常人显著增加，而 CAT 和葡萄糖-6-磷酸脱氢酶（G6PD）活性均较正常人显著降低[11]。由此可见，在白癜风患者体内活性氧异常升高，氧化应激可能在白癜风的发病机制中起着重要的作用，白癜风患者表皮黑素细胞的损伤可能与氧化应激有关。有研究对稳定期和进展期白癜风患者的比较发现，进展期患者抗氧化剂的不足较稳定期患者更为严重。这不仅提示氧化应激在白癜风的发病机制中起作用，而且推测氧化应激的程度与疾病的活动有相关性。Giovannelli L 等最先从核酸水平研究其氧化损伤，认为白癜风患者单核白细胞 DNA 的氧化损伤较正常人严重，但 DNA 的断裂并没有改变。白癜风患者多型核白细胞中 DNA 的氧化损伤程度与正常人无明显差别，证明白癜风患者中存在系统性的氧化损伤[12]。我国研究者发现 H_2O_2 在一定浓度时可抑制正常人表皮黑素细胞酪氨酸酶活性，减少黑素合成，并可导致细胞过氧化损伤[13]。H_2O_2 可以抑制黑素细胞增殖及黑素合成，且具有浓度和时间依赖性。

氧化应激和自由基累积可以干扰黑素生成和直接损伤黑素细胞。首先体内高活性分子 ROS 的 H_2O_2 可以和金属离子 Fe^{2+}、Cu^{2+} 等发生 Fenton 反应，或与 O_2^- 发生 Harber-Weiss 反应，产生羟自由基。羟自由基是危害最大的自由基，有较高的活性，半衰期短，扩散能力差，可以与嘌呤和嘧啶发生反应，加成到碱基上，损伤 DNA 甚至引起键断裂。当抗氧化剂不足，氧化-抗氧化系统失衡时，细胞无法修复这些 DNA 损伤，则会引起细胞突变或死亡。ROS 可直接攻击黑素细胞，诱导细胞凋亡，产生新的自身抗原或者释放隐蔽抗原，破坏细胞免疫耐受，进一步引发免疫反应[14]。人体黑素的合成仅依靠底物的供应和酪氨酸酶的抑制剂或激活剂。四氢生物蝶呤（6BH4）是芳香族氨基酸羟化反应中的辅助因子电子供体。在 O_2 的存在下，6BH4 协助苯丙氨酸羟化酶，使 L- 苯丙氨酸转变成 L- 酪氨酸和代谢的中间体 4a- 甲醇胺，这个反应开始了辅助因子的再循环。体内以 H_2O_2 为首的 ROS 聚集时，干扰了 6BH4 的生物合成和再循环过程，使得 6BH4 的同分异构体 7BH4 蓄积。过多的 7BH4 与 6BH4 竞争苯丙氨酸羟化酶的结合位点，竞争性抑制苯丙氨酸羟化酶，引发苯丙氨酸蓄积，酪氨酸短缺，黑素的生物合成受阻，可能导致白癜风。其次，氧化应激影响细胞内的钙离子水平及钙通道活性。白癜风患者的角质形成细胞（KC）、黑素细胞（MC）中钙离子流动和吸收存在缺陷。急性期白癜风患者表皮内存在 H_2O_2 的聚集，氧化应激发生，其产生的最严重后果之一就是使角质形成细胞和黑素细胞的钙稳态失衡。实验中可见白癜风患者表皮内钙离子活性和浓度都较正常人低。H_2O_2 的聚集，钙调蛋白被氧化，其 4 个钙离子结合位点发生改变，ATP 酶活性丧失，与钙离子的结合障碍，导致钙稳态失衡，钙离子吸收和流动缺陷。钙离子对 KC 的分化和 MC 的增殖分化都有影响，对氧化还原系统，黑素合成也起着作用。所以氧化应激导致白癜风发生的可能机制之一是钙稳态失衡。

三、黑素细胞损伤与白癜风

众多学者认为黑素细胞损伤是白癜风发病和进展的核心机制。黑素细胞是合成黑素的场所，而黑素是决定肤色的主要因素。黑素在黑素细胞内的黑素小体中合成后储存在其中，黑素小体通过黑素细胞树突转移至角质形成细胞内，随角质形成细胞分化迁移将黑素分布到表皮各层[15]。虽然白癜风的诱因还不明确，学界说法不一，但是白癜风的形成最终都是黑素细胞损伤和功能障碍的结果。

（一）黑素细胞存在固有缺陷

在对白癜风患者的表皮黑素细胞进行研究后发现，黑素细胞本身存在者一些遗传缺陷。从白癜风患者非皮损处分离的黑素细胞较健康人的黑素细胞更难进行体外培养，非皮损处黑素细胞成活率低，仅为正常的 20% ～ 50%，且常有异常形态细胞出现，生长也相对缓慢、传代困难，培养条件的要求更高，需要额外添加生长因子和过氧化氢酶。通过电镜观察白癜风患者非皮损处皮肤发现，78.6% 的患者黑素细胞超微结构存在异常，包括：①粗面内质网扩张，存在环状粗面内质网，扩张的粗面内质网的池面积较正常增加 1.5 ～ 2.8 倍，并含有絮状物质，絮状物质可能来源于核糖体；②黑素小体内膜间隔形成；③有自噬小体出现。在白癜风的动物模型（如 Smythline 鸡，简称 SL 鸡）中也发现存在黑素细胞固有缺陷。

（二）黑素细胞合成障碍

黑素细胞在皮肤中主要位于上皮的基底层和毛囊中，其内的黑素小体是一种溶酶体，是合成黑素的场所。黑素小体可以分为不同的时期，其中Ⅰ、Ⅱ期属于早期黑素小体，Ⅲ、Ⅳ期属于晚期黑素小体，早期黑素小体缺乏色素，晚期黑素小体富含色素。黑素小体的合成及运输是一个复杂的过程。可分成3个阶段：首先，黑素小体在黑素细胞中形成，而后黑素小体向黑素细胞树突末端运动，之后黑素小体转运至角质细胞。黑素小体的合成和转运过程任何环节出现问题都会造成黑素代谢的异常。

1. 黑素小体原料缺乏 ①锌是人体重要的微量元素，也是黑素小体内的重要成分。在色素形成过程中，某些递氢的氧化酶中均含有锌离子，锌离子水平降低可能导致色素形成障碍。②酪氨酸是黑素小体合成的主要原料，而精神紧张等神经-精神变化引起神经化学物质（去甲肾上腺素、儿茶酚胺等）增加，造成酪氨酸的消耗增加，间接影响黑素小体的合成。而约有2/3的白癜风患者的发病和进展确实存在精神创伤、疲劳、焦虑等神经-精神因素。

2. 酪氨酸功能受影响 ①酪氨酸酶（tyrosinase，TYR）受到抑制：酪氨酸酶是黑素合成的关键酶，其功能受到抑制将直接影响黑素小体的合成。铜离子是酪氨酸酶的激活剂，当体内铜离子缺乏时会影响酪氨酸酶的活性。研究证实白癜风患者酪氨酸酶水平低于正常值。②氢醌单醚可以竞争抑制TYR活性，抑制TYR氧化合成多巴，也可以结合黑素细胞中的核糖体干扰TYR的合成。③维A酸、壬二酸可以通过抑制TYR来抑制黑素形成。

3. 黑素小体转运障碍 一些化学物质可以通过抑制黑素小体转运来引起色素减退，如氢醌单醚和N-乙酰基-4-S-半胱氨酚。壬二酸可以使黑素细胞轴突减少，抑制黑素小体转运。

4. 黑素小体特异性蛋白 Pleml 17 黑素小体特异性蛋白 Pleml 17 是前黑素体蛋白，是参与黑素储存和生成的功能性淀粉样糖蛋白。Pleml 17 是黑素小体的关键结构成分，其合成的淀粉样纤维可作为黑素沉积的支架，促进黑素在黑素小体中形成，通过检测 Pleml 17 的表达可以观察黑素小体的转运情况。研究发现白癜风患者血清中存在 Pleml 17 抗体，推测其可能与白癜风发病有关，通过 Pleml 17 抗体与黑素细胞特异性抗原反应，在白癜风的免疫学发病机制中发挥作用。全基因组关联分析证实的中国汉族人白癜风易感位点之一12q13.2紧邻 Pleml 17 编码基因 *PMEL* 的启动子上游区域。所以，Pleml 17 基因的异常和 Pleml 17 抗体对其攻击都会引起黑素小体合成和转运功能障碍[16]。

（三）黑素细胞内毒性物质积聚

在黑素细胞的代谢过程中及外界环境的影响下，黑素细胞内会产生多种有毒代谢产物。正常情况下，黑素细胞可以把这些毒性物质清除，但白癜风患者的黑素细胞由于相关功能的缺失或减弱造成有毒物质的聚集。

在强紫外线照射、某些化学物质作用下，黑素细胞内会产生大量自由基。正常的黑素细胞可以将过量的自由基代谢掉，维持细胞的内环境平衡。但白癜风患者的黑素细胞的相关代谢功能异常或缺乏使得自由基没有被及时清除，对黑素细胞造成一系列损害，如黑素细胞的细胞膜及细胞器膜破坏、蛋白质变性、核酸断裂等。黑素合成的中间代谢产物（多巴、5，6-二羟吲哚等）积聚或过量也会对细胞有毒害作用。正常情况下，黑素小体膜可以将这些毒性黑素前体包裹起来，使之不进入黑素细胞。但白癜风患者的黑素细胞存在遗传性或先天性缺陷，黑素小体膜完整性受到破坏，毒性物质泄露到黑素细胞内，引起黑素细胞损伤破坏，同时释放一些特异性抗原物质，引起自身免疫反应。

（四）表皮微环境因素对黑素细胞的影响

黑素细胞是皮肤内的一种重要细胞，与周围其他细胞及环境关系密切。黑素细胞周围环境的改变会引起黑素细胞功能的改变。所以白癜风的诱因难以确定，可能是多种环境因素造成的结果。黑素细胞与角质形成细胞在结构和功能上密切相关，所以推测角质形成细胞的功能障碍也会造成黑素细胞的功能异常。因此通过角质形成细胞衍生的细胞因子包括干细胞生长因子（SCF）、内皮素-1（ET-1）、干细胞生长因子等，至少部分介导对黑素细胞的生存和活性有重要影响。碱性成纤维细胞生长因子，在皮损处的表达显著降低。抑制 MC 活性的细胞因子（如 IL-6 和 TNF-α），在白癜风患者皮损处显著高表达。与正常部位相比皮损处和邻近未受累处 IFN-γ、TNF-α、IL-10 均显著增加。同一白癜风患者皮损处组织液与未受累处相比，前者 sIL-2R 水平显著增加；前者的可溶性 IL-2 在血清中与健康人相比也显著增加。以上说明表皮微环境细胞因子的变化、局部细胞因子不平衡与白癜风的发病有关。

白癜风患者的血清和皮损中存在黑素细胞特异性淋巴细胞和抗体，二者介导的体液免疫和细胞免疫导致黑素细胞破坏。用从皮损周围和正常皮肤活组织分离的 T 细胞进行克隆和分析发现，在皮损周围有活化的 T 淋巴细胞浸润，主要为类似辅助性 T 细胞 1（Thl）细胞因子，在皮损边缘 MC 消失处有高频率的表皮淋巴细胞抗原阳性活化细胞毒性 T 细胞群集，抗黑素细胞毒性反应主要是 CD8+ T 细胞克隆。而细胞毒性 T 细胞（CTL）表面表达皮肤淋巴相关抗原（CLA）导致淋巴细胞迁移至皮肤，皮损表达 CLA+T 淋巴细胞部位与 MC 消失的部位接近，并在此部位有表达穿孔素和端粒酶 B，它们都是 CTL 杀伤靶细胞时必须释放的两种细胞毒素。此外，利用皮肤中 CDw60（CDw60 是神经节苷酯 D3 表达的代表产物，主要由 MC 表达，可作为皮肤免疫反应发生的一种监视分子）发现进展期泛发型白癜风患者皮损中 CD60 表达减少，皮损边缘 HLA-DR 的表达增加，抗白介素 4（IL-4）的抗体能抑制 CD60 表达，表明 IL-4 对 MC 诱导 CD60 的表达中起主要作用，皮损边缘的炎症浸润产生 Thl 型而不是 Th2 型细胞因子，支持细胞介导的自身免疫反应。研究表明白癜风皮损微环境中存在免疫异常，自身免疫参与了白癜风的发病，细胞和体液免疫均参与，以细胞免疫为主[17]。

（五）黑素细胞黏附功能异常

Gauthier Y 等发现，白癜风患者的正常皮肤在经过摩擦后黑素细胞出现分离和丢失[18]。进一步探究其原因发现，这些黑素细胞上皮钙黏素（E-cadherin，Ecad）减少，细胞间黏附功能下降，对机械性刺激抵抗削弱，经过摩擦后黏附功能差的黑素细胞容易从基底层脱失，漂移到棘层、颗粒层，甚至角质层中。同时氧化应激对黑素细胞从基底层分离也发挥作用。另有研究者发现白癜风患者的黑素细胞树突存在变短甚至消失现象，这也是黑素细胞黏附功能减弱的一个重要原因。

四、精神心理因素与白癜风

近年的研究发现，精神因素在白癜风发病中发挥重要作用，白癜风患者中各种精神因素事件的发生率显著高于正常人，有可能是因为不良心理应激通过影响人体的免疫功能进而促使白癜风的发生[19]。白癜风与患者的心理状态密切相关。患者往往有明显的心理障碍。而精神因素又是很多白癜风患者的发病诱因之一，疾病导致的心理状态变化可使白斑发展、加重。机体的中枢神经系统与免疫系统可相互调节，中枢神经系统通过分泌神经递质、神经肽、内分泌激素调节免疫系统，而免疫系统则通过分泌细胞因子、趋化因子、干扰素等调节神经细胞功能[20]。应急可诱导免疫细胞的重新分布，具有双向调节免疫的功能。急性心理应激是动员机体的免疫细胞进行有效的免疫防御达到有效的适应，而慢性心理应激是通过激素介质来抑制机体的免疫反应，从而导致神经免疫调节的失衡。由于免疫细胞表面存在多种神经递质或内分泌激素受体，不良心理应激可诱导神经内分泌系统释放儿茶酚胺类物质，后者通过与免疫细胞表面相应受体结合，进而导致细胞免疫功能异常；其次长期慢性心理应激引起下丘脑 - 垂体 - 肾上腺皮质（HPA）轴反应性失衡，降低循环白细胞数量，抑制免疫反应，同时 HPA 轴的反应性失衡可释放过量的皮质醇，血清皮质醇的增多反过来又可抑制 IL-1 和 TNF-α 的合成和分泌，进而抑制正常人黑素细胞分化和酪氨酸酶活化导致白癜风的发生。白癜风患者的不良心理应激因素可降低机体的免疫功能，进一步加重白癜风。白癜风患者负性情绪与神经生长因子受体表达呈正相关。神经生长因子（NGF）及其受体是负性情绪影响白癜风患者病情活动程度的重要中介物质，白癜风患者的副交感神经张力不足，交感神经兴奋性低下，表现为自主神经功能全面降低，长期负性情绪反应性引起 NGF 过度分泌及相应受体过度表达，达到一定程度，则引起白癜风皮损的发生或加重。

五、遗传基因与白癜风

遗传流行病学统计资料显示，白癜风发病有家族聚集现象，提示白癜风具有遗传易感性。Lerner 认为该病为常染色体显性遗传，Hafez M 与 Das SK 认为此为多基因、多因素遗传模式。国外的报道显示白癜风阳性家族史患者占 18.75% ~ 40%，而国内报道为 3% ~ 17.2%。可见遗传因素在白癜风的发生中起着重要作用。近年来随着全基因组检测技术的发展，发现了越来越多与白癜风相关的基因。

（一）人类白细胞抗原（HLA）基因

HLA 复合体是由一系列紧密连锁的基因座位组成的高度多态性的遗传复合体，是人类多态性最丰富的遗传系统，位于 6p21.31 区，也是免疫功能相关基因最集中、最多的一个区域，其高度的遗传多态性与自身免疫性疾病的易感性密切关联[21]。很多研究者对 HLA 与白癜风的关联进行了研究。

血清学方法及分子生物学方法的研究证实白癜风与 HLA-Ⅰ类基因 A、B、C 及产物相关。*HLA-A2* 存在于 76.12% 的患者中。*HLA-A3 Gm* 表现型阴性的患者比阳性的患者更易产生自身抗体。家族史阴性患者 *HLA-A30*、*HLA-A31* 频率显著升高，*HLA-A30* 还与泛发型白癜风相关。白癜风患者的 *HLA-Al9* 表达显著降低，可能是保护基因。*HLA-B13* 与白癜风相关，也门犹太白癜风患者 *HLA-BW35*、*HLA-B27* 频率显著升高。Venkataram 等报道，家族史阳性的阿曼白癜风患者中均发现 *HLA-BW4* 和 *HLA-BW6*[22]。*HLA-B46* 与家族史阳性患者显著相关，*HLA-BW60*（40）仅仅在成人型白癜风患者中显著升高。HLA-C 区等位基因，家族史阴性非节段型白癜风患者中拥有 *HLA-CW4* 占 21.1%，家族史阳性者占 5.0%。*HLA-CW6* 与白癜风呈正相关，还与儿童型白癜风和泛发型白癜风相关。HLA-Ⅱ类基因产物仅在某些免疫细胞上表达，经常在成熟的 B 细胞、抗原呈递细胞、巨噬细胞、树突状细胞、活化的 T 细胞上表达。1983 年，Foley 等最先报道美国白种人白癜风患者 *HLA-DR4* 频率大幅度升高[23]。目前研究显示与白癜风发病正相关的基因或易感基因有 *HLA-DR4*、*HLA-DR6*、*HLA-DW7*、*HLA-DR53*，*HLA-DQB1*0303*、*HLA-DQB1*0303*、*HLA-DQW3*、*HLA-QB1*0602*，与白癜风发病负相关的基因有 *HLA-DR3*、*HLA-DPB1*1601*。

HLA-Ⅲ类基因位于Ⅱ类基因与Ⅰ类基区之间，TNF-α 的基因位于 HLA-Ⅲ类基因区内，TNF-α 抑制黑素细胞活跃，Moretti 等报道非节段型白癜风患者进展期皮损中 TNF-α 明显升高，提示表皮微环境细胞因子产物可能与白癜风有关 [24]。

（二）细胞毒性 T 细胞抗原 4 基因

细胞毒性 T 细胞抗原 4（CTLA-4）又称 CD152，属于免疫球蛋白超家族成员，位于 2 号染色体，长臂 33，共有 6175 个碱基。CTLA-4 基因编码的蛋白质含有 233 个氨基酸，由 120 个半胱氨酸残基通过二硫键在胞外域连接起来构成同源二聚体，每个单体多肽都含有一个与共刺激分子 B7-1 和 B7-2 高亲和力的位点。CTLA-4 免疫球蛋白包含了人类 CTLA-4 的胞外段和人类 IgG_1Fc 受体的一部分。它与抗原呈递细胞上的 B7-1 和 B7-2 分子结合，因而阻断了 CD_{28} 介导的激活 T 细胞的共刺激信号，使 T 细胞处于失能状态参与免疫调节的负调节。CTLA-4 通过增强 T 细胞的运动性，减少了 T 细胞和抗原呈递细胞的接触时间，同时也减少了细胞因子的产生和增殖，来调节 T 细胞的活化和保持对自身组织的免疫耐受。研究发现 CTLA-4 外显子 3 中的一个微卫星多态——二核苷酸（AT）$_n$——与多种自身免疫疾病相关，包括细胞毒性甲状腺肿、1 型糖尿病、类风湿关节炎、系统性红斑狼疮、强直性脊柱炎、血管炎、多发性肌炎等。Blomhoff A 等对该等位基因与白癜风的相关性研究中发现，与正常对照组相比，106 bp 等位基因与白癜风相关（χ^2=5.2，P=0.02），当进一步进行分层分析后，该等位基因只与合并自身免疫性疾病的白癜风相关（χ^2=14.8，P=0.0001），而与无合并症的白癜风无关（χ^2=0.2，P=0.64）[25]。

（三）白癜风相关基因

白癜风相关基因 1（VIT1）为与白癜风直接相关的基因，由 Le Poole 等首次证实其与白癜风的关联，他们通过差异显示的方法研究白癜风患者皮损及正常皮肤中 mRNA 的表达情况，发现位于 2p16.3 的 VIT1 基因可在多种皮肤细胞类型中表达，可能参与形成 RNA-RNA 杂交，干预 G/T 错配的修复。后来的研究发现该基因与 FBX011 序列完全一致，其编码的蛋白质为 Fox 蛋白家族的一个成员，是泛素蛋白连接酶复合物的组成成分之一，参与磷酸化依赖的泛化过程。白癜风患者黑素细胞超微结构表现为内质网膨胀，可能与 FBX011 的表达量下降相关，因为 FBX011 蛋白减少会影响 SCF 复合体的合成，从而直接影响蛋白质的降解。该基因的部分序列与 hMSH6 的序列相同，可能作为白癜风的候选基因 [26-27]。

（四）其他相关候选基因

候选基因策略用来研究白癜风与其他染色体上的等位基因的相关性。主要有功能候选法和定位克隆法。功能候选法主要研究与白癜风发病相关的基因，如表达参与免疫和黑素细胞功能障碍的基因。① MHC Ⅰ类和Ⅱ类等位基因位于 HLA

位点上，这个高度多态性的区域包含参与免疫系统中抗原呈递和表达的基因，如 *TAP1* 基因，该基因与一些自身免疫性疾病相关，如类风湿性疾病、强直性脊柱炎和多发性硬化，同时也与高加索人早发白癜风有关。② *PTPN22* 基因编码淋巴样蛋白酪氨酸磷酸酶，是淋巴细胞特异性的细胞磷酸酶。有研究发现 *PTPN22* 基因多态性（*R620W*，*1858C/T*）可能与 1 型糖尿病、类风湿关节炎、毒性弥漫性甲状腺肿和系统性红斑狼疮（SLE）等自身免疫性疾病相关。但一个印度古吉拉特邦的研究发现其与 *R620W* 不相关。此外，其他候选基因如 *GCH1*、*CAT*、*ACE*、*ESR1*、*COMT*、*VDR*、*MBL2* 等被发现与白癜风有关。但是上述基因还未在不同群体中得到验证[28-29]。

六、病毒感染与白癜风

白癜风的病因现在虽然没有统一，但自身免疫机制已经成为白癜风发病的重要机制，受到学者的广泛支持。既往研究表明，病毒感染可引起自身免疫疾病。据此，有学者认为白癜风可能与病毒感染导致的自身免疫紊乱有关。

已经证实，病毒感染在多种自身免疫疾病中发挥作用，如 1 型糖尿病、类风湿关节炎、系统性红斑狼疮、多发性硬化、桥本甲状腺炎等。而大量的研究证实，白癜风是由 T 淋巴细胞介导的特异性免疫导致的黑素细胞损伤和破坏造成的。病毒改变宿主的靶组织，改变的靶组织被宿主的免疫系统认为是异物，启动自身免疫应答，一些病毒与宿主组织细胞上的抗原表达相似（分子模拟），这样就会导致抗原特异性 T 效应细胞和识别宿主靶细胞的抗体的产生，导致自身免疫的发生。除了分子模拟外，感染性的致病因子还可能通过包括组织损伤引起屏蔽抗原的释放、细胞因子的大量产生、MHC-Ⅱ类分子的异常表达等其他途径参与自身免疫损伤。关于白癜风发病机制研究，国外学者用 Rous 相关病毒 -2 作为内生病毒基因探针，检测其对自身免疫性白癜风鸡（SL 鸡）模型的作用，结果表明，内生病毒基因在诱导 SL 鸡模型的自身免疫性白癜风中起重要作用[30]。另一项研究对 29 例白癜风患者和 22 例健康人（对照组）检测单纯疱疹病毒、水痘带状疱疹病毒、巨细胞病毒、EB 病毒、人类免疫缺陷病毒（HIV）和人类嗜 T 细胞病毒，在 11 例患者中检测到巨细胞病毒，21 例巨细胞病毒可疑阳性，而对照组无 1 例阳性[31]，推测某些患者的白癜风是由巨细胞病毒感染触发的；Nobre 等报道人类嗜 T 细胞病毒的感染增加白癜风、皮肤真菌病、麻风等皮肤病的发病率[32]。

参考文献

[1] 米吉提·吾普尔，热孜万古丽·乌买尔. 白癜风免疫机制研究进展. 中国中

西医结合皮肤性病学杂志，2016，15（2）：130-132.

[2] Naughton GK，Reggiardo D，Bystryn JC. Correlation between vitiligo antibodies and extent of depigmentation in vitiligo. Am Acad Dermatol，1986，15（5 Pt 1）：978-981.

[3] Zhou M，Guan C，Lin F，et al. Immunodetection of the MCHRI antibody in vitiligo patient sera. Int J Mol Med，2011，27（5）；725-729.

[4] Liu XM，Zhou Q，Xu SZ，et al. Maintenance of immune hyporesponsiveness to melanosomal proteins by DHICA-mediated antioxidation：Possible implications for autoimmune vitiligo. Free Radic Biol Med，2011，50（9）：1177-1185.

[5] Basak PY，Adiloglu AK，Ceyhan AM，et al. The role of helper and regulatory T cells in the pathogenesis of vitiligo.Am Acad Dermatol，2009，60（2）：256-260.

[6] Salmasi JM，Kharitonova NI，Kazimirsky AN. Characterization of lymphocyte surface markers in patients with vitiligo. Russ J Immunol，2003，8（1）：47-52.

[7] Van den Wijngaard R，Wankowicz-Kalinska A，Le Poole C，et al. Local immune response in skin of generalized vitiligo patients. Destruction of melanocytes is associated with the prominent presence of CLA+ T cells at the perilesional site. Lab Invest，2000，80（8）：1299-1309.

[8] Aroni K，Voudouris S，Ioannidis E，et al. Increased angiogenesis and mast cells in the centre compared to the periphery of vitiligo lesions.Arch Dermatol Res，2010，302（8）：601-607.

[9] Yildirim M，Baysal V，Inaloz HS，Can M. The role of oxidants and antioxidants in generalized vitiligo at tissue level. Eur Acad Dermatol Venereol，2004，18（6）：683-686

[10] Passi S，Grandinetti M，Maggio F，et al. Epidermal oxidative stress in vitiligo. Pigment Cell Res，1998，11（2）：81-85.

[11] Arican O，Kurutas EB，Sasmaz S. Oxidative stress in the blood of patients with active localized vitiligo. Acta Dermatovenerol Alp Pannonica Adriat，2008，17（1）：12-16.

[12] Giovannelli L，Bellandi S，Pitozzi V，et al. Increased oxidative DNA damage in mononuclear leukocytes in vitiligo. Mutat Res，2004，22；556（1-2）：101-106.

[13] 谷梅，柏志全. 过氧化氢对黑素细胞生物学作用的研究. 岭南皮肤性病科杂志，2006，13（3）：187-190.

[14] 何怡，郑志忠. 黑素细胞在白癜风中的免疫损伤. 国外医学（皮肤性病学分册），2002，28（4）：231-233.

[15] Yamaguchi Y，Hearing VJ. Melanocytes and their diseases. Cold Spring Harb Perspect Med，2014，4（5）：a017046.

[16] 华优，宋秀祖. 黑素小体特异性蛋白 Pmel17 的研究进展. 国际皮肤性病学杂志，2016，42（6）：486-489.

[17] 陈惠英，许爱娥. 白癜风表皮微环境研究进展. 中国皮肤性病学杂志，2008，22（2）：113-115.

[18] Gauthier Y，Cario-Andre M，Lepreux S，et al. Melanocyte detachment after skin friction in non lesional skin of patients with generalized vitiligo. British Journal of Dermatology，2003，148（1）：95.

[19] Kiec-Swierczynska M，Dudek B. The role psychological factors and psychiatric disorders in skin diseases. Med Pr，2006，57（6）：551-555.

[20] Steinman L. Elaborate interactions between the immune and nervous systems. Nature Immunology，2004，5（6）：575.

[21] 瞿镔，许爱娥. 白癜风的 HLA 等位基因研究进展. 国外医学（皮肤性病学分册），2003，29（3）：161-163.

[22] Venkataram M N，White A G，Leeny W A，et al. HLA antigens in Omani patients with vitiligo. Clinical & Experimental Dermatology，1995，20（1）：35-37.

[23] Foley L M，Lowe N J，Misheloff E，et al. Association of HLA-DR4 with vitiligo. Journal of the American Academy of Dermatology，1983，8（1）：39-40.

[24] Moretti S，Spallanzani A，Amato L，et al. New insights into the pathogenesis of vitiligo：imbalance of epidermal cytokines at sites of lesions. Pigment Cell Research，2002，15（2）：87-92.

[25] Blomhoff A，Kemp E H，Gawkrodger D J，et al. CTLA4 polymorphisms are associated with vitiligo，in patients with concomitant autoimmune diseases. Pigment Cell Research，2005，18（1）：55-58.

[26] Le Poole I，Sarangarajan R，Zhao Y，et al. 'VIT1'，a novel gene associated with vitiligo. Pigment Cell & Melanoma Research，2001，14（6）：475-484.

[27] 李永伟，张迪敏，尉晓冬，等. 白癜风相关基因 -1 的确认及其序列分析. 中华皮肤科杂志，2006，39（4）：190-192.

[28] Zhang XJ，Liu JB，Gui JP，et al. Characteristics of genetic epidemiology and genetic models for vitiligo.J Am Acad Dermatol，2004，51（3）：383-390.

[29] Spritz RA，Andersen GH. Genetics of Vitiligo. Dermatol Clin，2017，35（2）：245-255.

[30] Sreekumar GP，Smyth JR Jr，Ambady S，et al. Analysis of the effect of endogenous viral genes in the Smyth line chicken model for autoimmune vitiligo. Am J Pathol，2000，156（3）：1099-1107.

[31] 赵进，李伟，樊晓晖，黄培勇，陆键群. 白癜风发病与 EBV、HSV-2 和 HCMV 感染的相关性研究. 应用预防医学，2011，17（4）：235-236.

[32] Nobre V，Guedes AC，Proietti FA，et al. Increased prevalence of human T cell lymphotropic virus type 1 in patients attending a Brazilian dermatology clinic. Inter virology，2007，50（4）：316-318.

第四章　白癜风的临床表现与分型、分期

一、白癜风的临床表现

白癜风的损害可以发生在全身任何部位的皮肤和黏膜，表现为瓷白色或纯白色的白斑，毳毛及毛发也可变白。一般来说早期白斑脱失程度较轻，与周围正常皮肤的界限模糊不清，稳定期为界限清晰的瓷白色白斑，大部分患者无自觉症状。

白癜风最主要、最直观的症状是皮肤出现局部或泛发白色斑片，白斑区色素减退，颜色变白。患者一般无自觉不适，少数患者有瘙痒感，可出现在发病前、中或病情稳定期，伴随瘙痒感，白斑也随之扩大或出现新的白斑。有些患者有明确的外伤史，白斑最初发生在外伤的瘢痕和色素减退处。初期皮损多为指甲至钱币大小，形状不规则，也可起病时就为点状色素减退斑，边界多明显，有时边缘绕以色素沉着带。有些初发皮损边界模糊又无色素增生，常常难以及时辨认。皮损可逐渐增多、扩大或融合成岛屿状，部分白斑上毛发可完全变白。白斑处除色素脱失外，没有萎缩或脱屑等其他变化，摩擦时白斑会发红但无皮屑。白癜风的白斑可泛发到全身，也可局限于身体某部分，或沿某一神经节段（或皮节）分布，皮损大小多变、数目不定。白癜风的白斑中可有正常皮肤残留，但在 Wood 灯下可以看见残留的皮肤可能已经有色素破坏。进展期患者在遭受外用药物或光照的强烈刺激或在机械性刺激、压力、搔抓、摩擦后，原本正常皮肤可出现白斑或原有白斑扩大发生同形反应。其他形式的局部刺激，如烧伤、晒伤、放射线、冻疮、感染等，也可由于同形反应而泛发全身。经过治疗后，部分白斑内部可出现毛囊性点状色沉，皮肤呈微红或灰白色。

白癜风的色素脱失程度因人而异，而且不同人体随着发病部位不同而有差别，即使同一部位也可因脱色程度不同而显示不同色调。白癜风的白斑可分为四度：

1. Ⅰ度白斑　为浅色白斑或淡白斑，边缘多不清楚，界限模糊，如云雾状；表皮纹理能正常显现；毛囊口多为正常，无闭塞现象；多数在发展期（活动期），一旦发生，则发展速度相当快，所以须持续控制病情。

2. Ⅱ度白斑　呈乳白色，边缘有的清楚，有的模糊；表皮纹理开始模糊，少数患者或同一患者个别白斑表皮纹理虽然隐约可见，但已不清楚；毛囊口在极少数患者白斑或部分白斑区已经闭塞。

白癜风基础与临床

3．Ⅲ度白斑 呈微云白色，边缘基本清楚，表皮纹理多数不清；毛囊口基本闭塞。

4．Ⅳ度白斑 呈瓷白色，有陶瓷样的光泽，可反光；表皮纹理基本消失；毛囊口基本闭塞消失，局部血液循环严重障碍，白斑多僵硬变厚；病程较长，治疗效果不佳。

白癜风的发生部位不定，全身任何部位的皮肤均可发生，但以易受阳光照射、摩擦损伤和皮肤皱褶等部位好发，掌趾、黏膜及视网膜亦可累及。临床上多见的部位包括：颜面部（如眉间、鼻根与颊连接部位、耳前、前额发区与发际、唇及唇周）、颈部、腰腹部（束腰区）、骶尾部、前臂伸侧、手指等。面部白斑皮损可呈现片状、带状，有单侧发病也有双侧和对称发病。发生在头发、眉毛等毛发部位的白癜风可为单侧、双侧或对称，毛发可变白。白癜风的色素脱失斑还常见于黏膜上，如口唇、龟头、阴道、肛门等处，可单独发生，也可与皮肤损害同时发生。发生在口唇的白癜风较为常见，皮损表现为颜色较淡的色素减退斑，边界较清楚，整个唇红区均可受累。

白癜风可累及毛发，其早期可表现为灰发，后期主要表现为皮损白斑内毛发脱色，头发表现最常见，其次为眉毛、阴毛和腋毛。毛发受累主要表现为簇集状或散发白发，极少有头发全部变白的病例。大部分白癜风患者白发下的皮肤完全脱色。由于毛发是由角化上皮细胞构成，毛根下端有毛球，毛球下端为毛基质，内含黑素细胞，黑素细胞合成的黑素转运至毛囊周围的角质形成细胞，维持人体毛发及皮肤的颜色，而白癜风患者毛囊黑素细胞被破坏，毛发的颜色也因此变白。临床上观察到白斑复色最早发生在白斑边缘和白斑内的毛囊口，是由于白癜风复色的黑素主要源于毛囊外根鞘黑素细胞的合成，并转运至周围角质形成细胞中。临床上毛发受累治疗较为困难，而毛发是否受累是判断白癜风预后的一个重要标志（图4-1和图4-2）。

白癜风受季节影响较大，冬季发病较慢或处于静止状态，春夏季则发病较快。由于皮损处缺乏黑素保护，遇到阳光暴晒刺激后，容易出现红斑、疼痛、瘙痒等日光性皮炎样损害，在进展期可促进皮损发展。

二、白癜风的病情变化

白癜风的白斑发展一般较缓慢，白斑可以长时间稳定不发展，也可以出现白斑面积忽然快速扩大，在稳定期或复色后也可能出现病情反复，因此白癜风的自然病程常常难以预测。临床上将白癜风的病程划分为进展期、稳定期和消退期。

白癜风发病初期的皮损常是边界模糊的小片或斑点状色素减退斑，颜色有时只是稍浅于正常皮肤，形状多不规则，没有自觉症状，因此发病早期的白癜风不

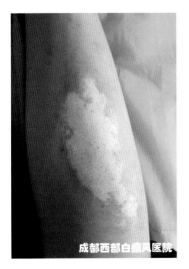

图 4-1　白斑伴毳毛变白

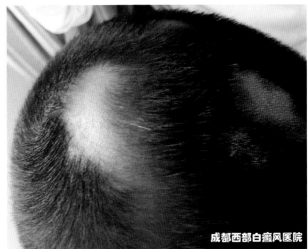

图 4-2　头皮白斑伴白发

易觉察，较难确诊。有时在白斑中间毛囊周围可以出现一些点状或小片色素增强，常在稳定期经治疗后或消退期出现。这些色素增强可逐渐扩大、融合形成岛屿状。存在岛状色素增强的皮损一般较易复色。部分患者白斑中的毛发出现变白，这类患者皮损常较顽固，尤其是变白的毛发很难再恢复颜色。进展期可以出现新的白斑，白斑离心性扩大，邻近白斑可相互融合呈大片，Wood 灯下色素脱失面积大于肉眼见到的区域面积。在进展期，其他皮肤损伤（如外伤）后易出现同形反应，继发新皮损。因此在白癜风病程中保护皮肤防止外伤十分重要。

当白癜风进入稳定期后，色素减退明显，白斑颜色呈瓷白色，轮廓清晰，白斑面积不再扩大，不出现新皮损。白斑边缘出现色素沉着带，白斑更加显著。稳定期的持续时间不定，可以稳定数月或数年。一般在稳定期进行外科手段治疗和其他复色治疗。消退期，皮损面积可向心性缩小，也可先出现部分色素增加斑，然后由此扩大或融合。白斑的消退一般是经治疗后的结果，少量白斑也可自行消退。

不同类型的白癜风病情发展有所不同。白癜风可分为节段型和非节段型，多数白癜风患者发病后进展快速，发病 1 ~ 2 个月后病情可趋于稳定，泛发概率相对较低。非节段型白癜风皮损数目不定，也可为局限于身体某部位的单一皮损，但多数患者皮损往往逐渐增多、扩大，有时甚至泛发全身。非节段型白癜风的病程多样，有的患者白斑缓慢进展，皮损在数月后至数年内出现，长期变化不明显，少数患者出现周期性发作、进展；有的患者皮损开始进展缓慢，之后快速发展，常在较短时间内批量出现新发皮损，并可能出现泛发；有的患者皮损出现和发展都很快，在数月或数周内出现泛发皮损，属于爆发型，但该类型一般很少见；也有患者皮损虽然缓慢进展但持续不断地扩大；还有患者的皮损出现后，开始缓慢发展，后停止进展，保持稳定；另外，少数患者的皮损可能发生自然缓解，出现复色。非节段型（又称为"寻常型"）白癜风可分为局限型、散发型、泛发型和肢端型，不同类型的病程也各有特点。局限型白癜风，约89%的病例1～2个月后可以进入稳定期，停止进展。泛发型白癜风，约73%的病例呈现进展。

发生在不同部位的白癜风病程也有所差别。皮损始于面部者，约有50%的患者进展缓慢或不进展；皮损始于背部和手部者，容易出现泛发；皮损始于四肢者，不易泛发。有家族史和自身免疫指标阳性的患者更容易发展为严重类型的白癜风。

三、白癜风的临床分型

根据白癜风的发病机制、皮损的范围和分布，将白癜风分为寻常型和节段型二型；也有学者将其分为四型：非节段型、节段型、混合型和未定类型。根据白斑内有无色素再生现象，将白癜风分为完全型和不完全型两类。

（一）二型

分型：分为寻常型和节段型[1]。

寻常型又分为：①局限型：局限于某一部位皮肤或黏膜，皮损面积＜50%（图4-3和图4-4）。②散发型：散在、多发白斑，累及多个部位，皮损面积＜50%（图4-5）。③泛发型：由散在型发展而来，白斑多相互融合成不规则大片，有时仅残留小片岛屿状正常肤色，皮损面积＞50%（图4-6和图4-7）。④肢端型：白斑初发于肢端，可累及黏膜（图4-8）。

节段型：白斑为一片或数片，沿皮神经节走向分布，一般为单侧（图4-9）。

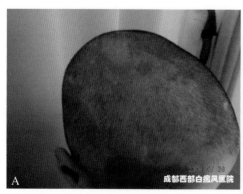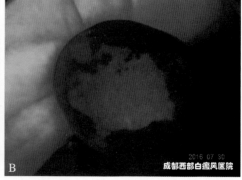

图4-3　局限型白癜风

A．肉眼观察；B．Wood灯下观察

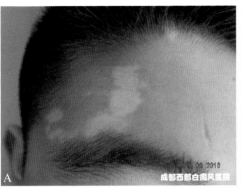
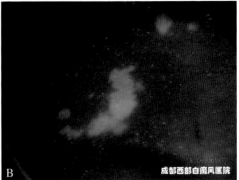

图 4-4　局限型白癜风
A．肉眼观察；B．Wood 灯下观察

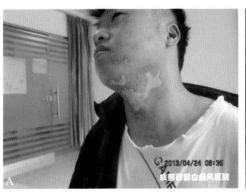
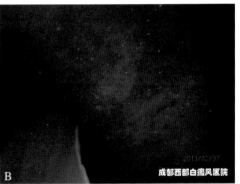

图 4-5　散发型白癜风
A．肉眼观察；B．Wood 灯下观察（恢复期）

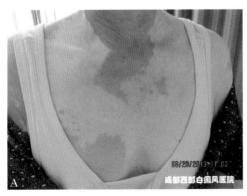
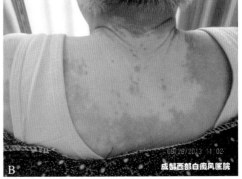

图 4-6　泛发型白癜风
A．正面；B．背面

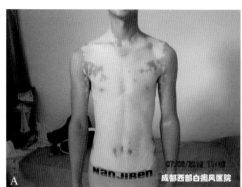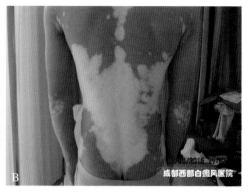

图 4-7　泛发型白癜风
A．正面；B．背面

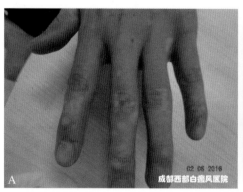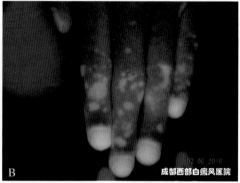

图 4-8　肢端型白癜风
A．肉眼观察；B．Wood 灯下观察

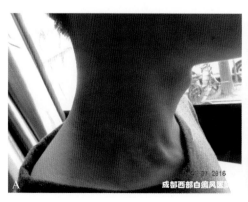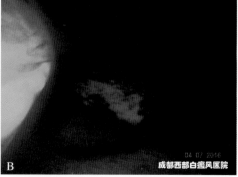

图 4-9　节段型白癜风
A．肉眼观察；B．Wood 灯下观察

（二）四型

根据白癜风的白斑是否沿神经节段分布而将白癜风分为节段型（SV）、非节段型（NSV）、混合型和未定类型；根据白斑面积占体表面积的百分比将白癜风分为4级，白斑面积（占体表面积）：1级为轻度，＜1%；2级为中度，1%～5%；3级为中重度，6%～50%；4级为重度，＞50%（手掌面积为体表面积的1%）[2]。

1. 非节段型 包括散发型、泛发型、面肢端型和黏膜型。①散发型，指白斑≥2片，面积为1～3级（见图4-5）；②泛发型，为白斑面积4级（＞50%）（见图4-6和图4-7）；③面肢端型，指白斑主要局限于头面、手足，尤其好发于指趾远端及面部腔口周围（见图4-8和图4-10），可发展为散发型、泛发型；④黏膜型，指白斑分布于2个及以上黏膜部位（图4-11），可发展为散发型、泛发型。

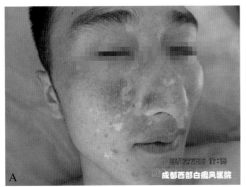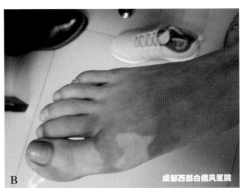

图4-10 面肢端型白癜风
A. 面部；B. 趾远端

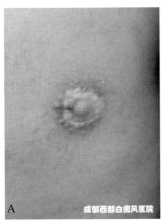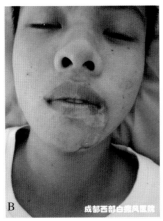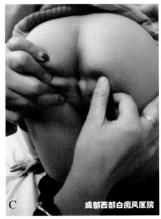

图4-11 黏膜型白癜风
A. 乳房；B. 唇部；C. 肛门部

2．节段型 沿某一皮肤神经节段分布（完全或部分匹配皮肤节段），单侧的不对称的白癜风。少数可双侧多节段分布（见图 4-9）。

3．混合型 节段型和非节段型并存。

4．未定类型 指非节段型分布的单片皮损，白斑面积为 1 级。

（三）二类

根据白斑内有无色素再生现象，将白癜风分为完全型和不完全型两类。

1．完全型白癜风（图 4-12） 白斑表现为纯白色或瓷白色，白斑中没有色素再生现象，白斑组织对多巴（二羟苯丙氨酸）反应阴性；白斑组织内的黑素细胞消失，疗效差，治疗时间较长。

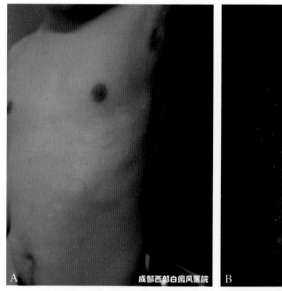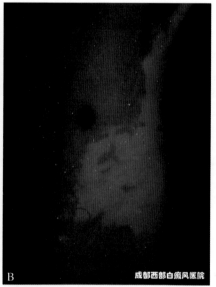

图 4-12 完全型白癜风
A．肉眼观察；B．Wood 灯下观察

2．不完全型白癜风（图 4-13） 白斑脱色不完全，白斑中可见色素点；白斑组织对多巴反应阳性；白斑组织中黑素细胞减少。不完全型白斑的药物疗效好，治愈率高。

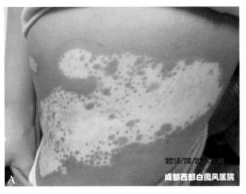
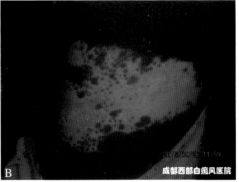

图 4-13 不完全型白癜风

A．肉眼观察；B．Wood 灯下观察

四、白癜风的临床分期

（一）二期划分

根据临床表现一般将白癜风分为进展期、稳定期。①进展期：白斑增多，原有白斑逐渐向正常皮肤移行、扩大，边界模糊不清（图 4-14 和图 4-15）；②稳定期：白斑停止发展，边界清楚，边缘有黑素加深现象（图 4-16）[2]。

（二）白癜风活动度评分（VIDA）积分分期

为更加客观、细致地评估白癜风的疾病分期，可以使用 VIDA 积分来进行评价，分为稳定期和进展期。评分标准：近 6 周内出现新发白斑或原有白斑扩大，

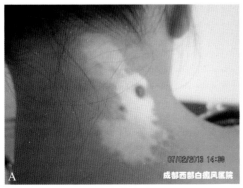
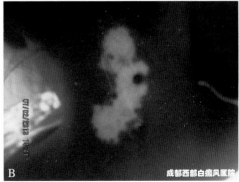

图 4-14 进展型白癜风

A．肉眼观察；B．Wood 灯下观察

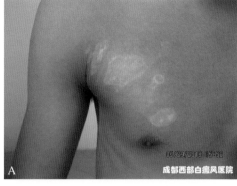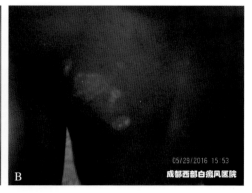

图 4-15 进展期白癜风

A．肉眼观察；B．Wood 灯下观察

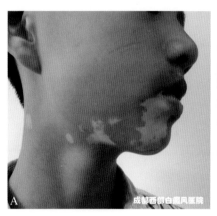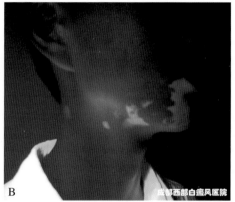

图 4-16 稳定期白癜风

A．肉眼观察；B．Wood 灯下观察

记 +4 分；近 3 个月内出现新发白斑或原有白斑扩大，记 +3 分；近 6 个月内出现新发白斑或原有白斑扩大，记 +2 分；至少 1 年内稳定且有自发性色素生成，记 +1 分。总分 ≤ 1 分，为稳定期；1～3 分，归为进展期；≥ 4 分，则为快速进展期 [3]。

（三）五期划分

有学者根据白癜风临床特征将白癜风细分为五期，分别为萌芽期、进展期、稳定期、康复期和巩固期。

1．萌芽期 白斑面积小，数目少，颜色较浅，可逐渐发展至斑片，与正常肤色有较清晰的分界，伴或不伴毛发变白。萌芽期皮损与正常皮肤差别很小，有时靠肉眼无法判断，容易被忽略。

2．进展期　标志是扩散晕环、扩散射线、点状扩散群体、白斑边缘模糊不清、同形反应和浅白斑。扩散环是介于白斑和正常皮肤之间的色素脱失环，完整或仅存在于白斑某一部分周围，可迅速进一步脱色，与白斑融合使白斑扩大，扩大的白斑周边可继续出现扩散环。扩散射线是白斑周围发出的细窄的条状白斑，放射线的宽窄程度与白斑扩展速度呈正相关。点状扩散群体是数量不一、单独存在或存在于白斑周围，在某些化学药物或精神因素等刺激下可迅速扩大、融合成片，使原有白斑扩大或形成新的白斑。白斑边缘模糊不清，表现为白斑颜色浅淡，这也是患者处于进展期的标志。

3．稳定期　是指所有白斑均无扩大，边界清楚，且无新发白斑。

4．康复期　是指白斑不再发展，边缘逐渐清晰，特色加深，开始出现毛囊黑点，白斑色泽逐渐变红、变淡、模糊，并逐渐内缩。

5．巩固期　白斑基本消失、但区别于完全治愈，容易反复，因此白斑消退后用药仍需要巩固一段时间。

（四）皮肤反射式共聚焦显微镜（皮肤CT）下白癜风的分期

单纯根据临床特征来判断白癜风的分期主观性较强，有一定的局限型。皮肤反射式共聚焦显微镜（皮肤CT）是一种非侵入性的影像学检查手段，可以实时观察皮肤细胞和组织，可在非侵入性的方式下评估皮肤。将皮肤CT运用于白癜风的诊断，使得白癜风的分期更加客观。

大量的临床研究证明，皮肤CT对白癜风的分期诊断可以作为白癜风的分期标准之一，但目前皮肤镜下白癜风的分期缺乏统一的标准。刘涛、许爱娥研究了用临床特征和皮肤CT特征来判定白癜风分期，并根据皮肤CT的反射式共聚焦显微镜（RCM）分数来证明白癜风是否进展[4]，评判标准：色素环不完全缺失，即皮肤CT显示白癜风皮损处表真皮交界处色素环失去完整性，+1分；色素完全缺失，即皮肤CT显示白癜风皮损处表真皮交界处色素环完全缺失，−1分；边界不清，即皮肤CT显示白癜风皮损处色素环明显缺失，与周边正常皮肤边界不清，+1分；边界清，即皮肤CT显示白癜风皮损处色素环完全缺失，与周边正常皮肤边界清，−1分；有炎症细胞，即皮肤CT显示白癜风皮损表真皮交界边缘处，可以看到高折光性细胞，+1分；有树突状黑素细胞，即皮肤CT显示白癜风皮损部位有树突状高折射光的黑素细胞存在，−1分。总分＞2为快速进展期；1～2分为缓慢进展期；＜1分为稳定期（详见第六章"八、皮肤CT在白癜风诊断中的应用"）。

参考文献

[1] 中国中西医结合学会皮肤性病专业委员会色素病学组. 黄褐斑和白癜风的诊疗标准（2010 年版）. 中华皮肤科杂志, 2010, 43（6）: 373.

[2] 中国中西医结合学会皮肤性病专业委员会色素病学组. 白癜风诊疗共识（2014 版）. 中华皮肤科杂志, 2014, 47（1）: 69-71.

[3] 周晖. 进展期白癜风早期诊断的实验研究. 中山大学, 2010: 1-45.

[4] 刘涛, 许爱娥. 临床特征和皮肤 CT 特征判定白癜风分期. 中华皮肤科杂志, 2015, 48（6）: 404-407.

第五章 白癜风伴发或继发疾病

一、白癜风与晕痣

在我国的文献汇总中发现，1339 例白癜风病例的伴发疾病居于首位的是晕痣，共有 284 例，占 21.2%。国外报道白癜风患者晕痣的发生率为 1% ~ 20.6%。晕痣（Halo nevus 或 Sutton's nevus，缩写 HN）最早由 Hebra 提出，Sutton 对其详细描述，因此也被称为 Sutton 痣。晕痣是最经典的晕现象类型，在各种获得性色素痣与非色素痣、脂溢性角化病、扁平疣和皮肤肿瘤的发生、发展过程中都可能出现[1]。晕痣和白癜风都是机体针对黑素细胞的免疫反应，二者有一定的关联，但临床特点又有所差异。

HN 的发病率将近 1%，好发于儿童和青少年，单发或多发，白种人发生在躯干的多见，特别是背部。而最新研究显示黄种人头部和颈部被认为是最常受累的部位，其次是躯干。白种人和黄种人之间的这种差异可能是因为黄种人比白种人肤色黑，更容易看到变色。HN 是在原有色素痣周围无明显诱因突然出现对称性圆形或椭圆形白斑，中心痣大多是后天性细胞痣，可以是混合痣、交界痣或皮内痣，也可能是毛痣、蓝痣、先天性细胞痣、神经纤维瘤、原发或继发性恶性黑色素瘤等。HN 的晕宽常为 0.5 ~ 1 cm，颜色均匀，边缘无色素沉着。随着病程发展，中心痣可褪色而遗留淡红色小丘疹变平。HN 的中心痣通常在 5 个月 ~ 8 年内自然消失，晕区多持续较长时间，可能扩大，但最终可复色[2]。

典型的 HN 被划分为 4 期：第一期，中心痣周围出现脱色晕；第二期，中心痣颜色变淡；第三期，中心痣变平，并逐渐消退，但晕环持续；第四期，晕环持续或数年后复色。根据 HN 的病理组织学检查，根据周围单核细胞浸润的黑素细胞变化和不同淋巴细胞亚群和单核细胞、巨噬细胞浸润状况，HN 被分为 4 期：1 期（衰退前期），痣细胞巢被中等数量的 T 淋巴细胞包围，偶见 B 淋巴细胞和巨噬细胞；2 期（衰退早期），在边缘不齐的痣细胞团块周围有许多 T 淋巴细胞浸润，另外还可见 FXa 标记的真皮层树突细胞，溶菌酶阳性细胞和朗格汉斯细胞也增多；3 期（衰退晚期），可见大量 T 淋巴细胞和巨噬细胞，溶菌酶（lysozyme）染色、KP1 和 FXⅢa 阳性，以及表皮朗格汉斯细胞的增多；4 期（完全衰退），可见黑素细胞和少量淋巴细胞，尤其是抑制性 T 淋巴细胞消失，也可见不同的巨噬细胞。HN 的组织学可观察到晕痣细胞空泡化，晕的黑素减少，黑素细胞形成空泡化提示细胞质的凝固和黑素的自噬。

目前 HN 的发病机制并不清楚。可能与炎症后的免疫反应和自身免疫疾病有关。通过对先天性色素痣病例观察发现，大多数先天性色素痣在伴发白癜风之前，先出现晕现象，且色素痣越大越容易发生。这可能是由色素痣黑素细胞自身抗原过度表达而引起，也可能由异常抗原表达（如基因突变）引起。在 HN 的脱色区域中，特异性 CD8⁺ T 淋巴细胞发生位移，迁移到 HN 周围的区域引起白斑，这种免疫反应拮抗多种抗原表位或者晕现象引起的表位抗原扩散，可能解释这种表皮黑素细胞同时脱色素的原因。因此 CD8⁺ 细胞毒性 T 细胞参与破坏痣的黑素细胞和相邻的表皮黑素细胞，然而 HN 的诱发因素和抗原触发免疫反应仍然未知。应力可以促进产生促炎性细胞因子（IL- 6、IL-1 和 TNF-α），导致炎症状态，这可能会导致易感个体普遍与炎症免疫反应活性增强，从而增加了对自身抗原不耐受的可能性。此外，常见刺激因子是物理创伤（包括抓挠和摩擦），这可能损伤痣细胞而引起痣细胞一些隐蔽的自身抗原的释放和随后的炎症浸润。这些抗原可以触发先天 / 适应性免疫系统的激活，进一步伤害黑素细胞。因此环境应激可能导致慢性全身炎症反应和局部刺激，从而激活先天免疫系统，这可能是诱发或加重遗传易感性个体中 HN 的两个重要的协同致病因素。在 HN 患者的外周血中存在 HLA-DR、CD98、细胞增殖因子 CD17 和细胞黏附分子 HUTS-21 阳性的淋巴细胞，而这些活化细胞因子在皮损手术切除后未被检测到，这进一步支持了免疫活化的机制。

HN 的白晕与白癜风的脱色斑在临床表现和组织病理改变都相似，都有循环抗黑素细胞抗体，因此被一些学者归为白癜风的一种亚型。免疫组化显示二者 T 细胞反应显著，白癜风和 HN 患者中均可见 CD8⁺ T 细胞明显浸润，炎性细胞标记物如颗粒酶（Granzyme）B、穿孔素也在白癜风、HN 患者中升高，提示原位炎症反应，利用实时定量聚合酶链反应（PCR）和酶联免疫吸附测定（ELISA）可发现二者的趋化因子受体（CXCR）3 及其配体的表达显著增加，尤其是在积累了 CXCL10 的白癜风和 HN 皮损，二者都以干扰素（IFN）- γ 水平升高来诱导趋化因子对 CXCL10-CXCR3 和 CD8⁺T 细胞在皮肤的浸润，表明两种疾病有类似的发病机制。但在 Wood 灯下，白癜风病变域发蓝黄色荧光，而 HN 没有可见荧光（图 5-1）。Schallreuler 等在检测 3 例活动期白癜风伴发晕痣患者表皮的 H₂O₂ 的过程中发现，HN 白斑内的 H₂O₂ 在毫克水平上检测不到，而同一患者的白癜风皮损却存在 H₂O₂，因此从氧化应激角度上认为 HN 不同于白癜风的发病机制 [3]。人类白细胞抗原（HLA）Ⅱ类基因分型检测表明，寻常型白癜风与 HLA-DR4 和 DR53 呈正相关，而 HN 与 HLA-DR11 呈负相关，这一结论也说明白癜风和 HN 分别有不同的致病机制 [4]。寻常型白癜风与 HN 相关的白癜风在病理、临床表现、自身免疫疾病的遗传易感性方面均有不同，由此也可认为寻常型白癜风与 HN 相关的白癜风的发病机制不同，寻常型白癜风的自身抗原来自正常黑素细胞，HN 相关的白癜风的抗原来自痣细胞被自身免疫攻击后的表位扩展累及的正常黑素细胞。因此，HN 是否归属白癜风仍存在很多争论，有待进一步研究。

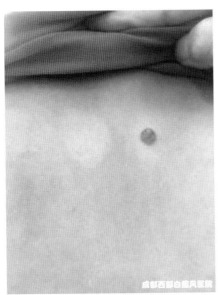
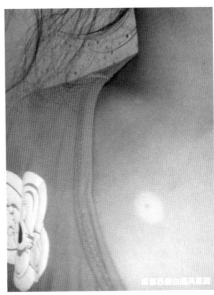

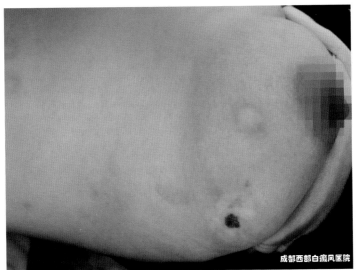

图 5-1　白癜风伴发晕痣

　　HN 与白癜风同时发病的概率在 1% ～ 48% 之间。多发 HN 患者和有自身免疫性甲状腺炎个人史和（或）家族史的 HN 患者发生白癜风的概率更高。Lin 等对 620 例中国儿童白癜风患者进行研究，发现 HN 同时与节段性和非节段性白癜风相关[5]，这与先前中国报道的节段型白癜风与 HN 不相关不一致，但与美国报道的节段型和非节段型白癜风伴发 HN 相一致。Ezzedine 等对 679 例青春期前后（422 例青春期前，257 例青春期后）白癜风患者进行研究，发现 HN 于青春期前发病率（39.5%）比青春期后发病率（14.8%）高 [6]。通过单变量回归分析，发现 HN 的发生与青春期前发病的白癜风呈正相关。有研究发现 HN 与 12 岁前发病的白癜风独立相关。Ezzedine 等对 553 例非节段性白癜风患者进行前瞻性观察研究，通过单变量分析发现过早的头发灰白家族史与伴发晕痣的非节段性白癜风呈正相关（比值比 1.74；$P < 0.01$），始发年龄小于 18 岁 [7]。研究显示伴发晕痣的非节段型白癜风与始发年龄和色素脱失模式相关，并与家族性过早头发灰白有着很强的关联，表明过早头发灰白可能包括（至少部分包括）自体免疫途径。总之，HN 可以发生在白癜风的前期、进展期和之后各个病程中。

　　HN 大多以色素痣为中心，极少数为原发或继发性的黑色素瘤。老年 HN 患者，应警惕伴发恶性黑色素瘤的可能性。当白晕有扩大或继发白癜风倾向时，可以采用冷冻、激光或手术的方法去除中央痣，也可以按治疗白癜风的方法进行治疗。

二、白癜风与甲状腺疾病

　　国内外大量研究表明自身免疫性甲状腺疾病与白癜风密切相关。甲状腺疾病是白癜风最常合并的疾病，发生率可以达到 17.8%。夏毓等对 1120 例白癜风患者调查发现伴发甲状腺疾病者占 6.96% [8]。

　　白癜风患者存在甲状腺指标异常和（或）甲状腺抗体。贾名妍等测定了白癜风患者和健康者血清中的甲状腺抗体水平，结果：白癜风患者血清 TPOAb 和 TGAb 的阳性率明显高于对照组，白癜风患者 TPOAb 的阳性率为 25.00%，高于对照组的 2.63%（$P < 0.05$），白癜风患者 TGAb 阳性率为 22.50%，高于对照组的 5.26%（$P < 0.05$）[8]。Kroon 等调查了 321 例儿童及青少年（年龄 ≤ 18 岁）白癜风患者，发现 260 例（81%）为非节段型白癜风，61 例（19%）为节段型白癜风。非节段型白癜风中，有 16 例（6.2%）伴甲状腺激素水平异常，27 例（10.5%）伴血清抗甲状腺过氧化物酶（TPO）抗体水平升高，提示非节段型白癜风患者易患自身免疫性甲状腺疾病 [10]。杨芸等对儿童白癜风与甲状腺功能指标异常及其他免疫性疾病的关系进行研究，结果显示白癜风患儿中出现甲状腺指标异常的有 43 例（11.8%），这些患儿有一项或多项甲状腺指标的异常（TSH，FT3，FT4，抗 TGAb，抗 TPOAb），且甲状腺功能异常的发生与白癜风的类型有关，寻常型高于节段型 [11]。

　　研究发现自身免疫性甲状腺疾病（AITD）和白癜风存在基因上的关联，二者具有多种共同的易感基因，如人类白细胞抗原（HLA）基因、细胞毒性 T 细胞抗原（CTLA-4）基因、造血特异性蛋白酪氨酸磷酸酶基因（*TTPN22*）等。目前全基因关联研究和候选基因关联研究已经确定了 9 个与白癜风和自身免疫性甲状腺疾病相关的基因位点，其中包括编码 *TYR*、*Tg* 和 *TSHR* 的基因。此外，通过全基因关联研究确定了 1 号染色体上的白癜风和桥本甲状腺炎（一种自身免疫性甲状腺炎）的一个自身免疫易感位点（*AIS1*）。而在 *AIS1* 上定位的 27 个基因中，Forkhead 转录因子 D3（forkhead transcription factor D3）可能与白癜风及桥本甲状腺炎的伴发密切相关。

因此，在临床中应该注意白癜风伴发自身免疫性甲状腺疾病的风险，并留意白癜风患者是否存在甲状腺疾病的症状。在白癜风诊断治疗中，应该对白癜风患者进行甲状腺疾病筛查，形成一套标准化检测，以利于白癜风和甲状腺疾病的治疗。

三、白癜风与听力损害

人内耳的前庭细胞区、耳蜗血管纹及内淋巴囊处都分布着黑素细胞。这些内耳黑素细胞及黑色素维持内耳功能和内环境的稳态，在内耳损伤中具有重要的保护作用。内耳中的黑素细胞进行电能与分子旋转、震动的相互转化，黑素对声、电刺激做出反应。此外，黑素对耳毒性药物损伤、噪声和爆炸引起的损伤、老年性耳聋都有保护作用。

黑素细胞在内耳中可能有重要作用，耳蜗色素异常会引起感音神经性听力损伤。色素异常疾病，如 Warrdenburg 综合征、白化病、Vogt-Koyanagi-Harada 综合征和 Alezzandrini 综合征等都会影响听力。白癜风患者中有 4% ～ 20% 伴有听力损伤。Akay 等的一项容纳 80 例白癜风患者的临床研究发现 37.7% 的患者出现感音性听觉问题，其中在 20 例患者中有 9 例出现单侧最小听力损伤（＞ 30 dB），而其他 11 例出现了大范围频率（2000 ～ 8000 Hz）的双侧听力损伤（大于 30 分贝）[12]。他们发现在白癜风中，这种感音性听力下降在非节段型白癜风中似乎更多见，并且通过统计学分析发现这种听力下降与年龄、病程及性别没有统计学相关性。Anbar TS 等在 25 例节段型白癜风和 28 例非节段型白癜风的研究中发现，60% 的患者有耳蜗功能障碍，节段型与非节段型患者比较无统计学差异[13]。白癜风患者的这种听力损伤可能是因为耳部的黑素细胞在白癜风早期就被破坏了，之后长期维持这种状态所致，也有观点认为听力下降和白癜风的病程有相关性。

中央听觉系统中也有黑素的分布，因此白癜风患者的听性脑干反应也可能出现异常。K. Aydogan 等比较了 57 例活动期白癜风患者和 50 例健康者的一般听力和听性脑干反应，白癜风患者的听性脑干反应表现为 Ⅰ - Ⅲ 波间及 Ⅲ 波的潜伏期显著延长[14]，Ⅲ 波通常与来源于上橄榄核复合体的神经活动有关，Ⅰ - Ⅲ 波间潜伏期显著延长可能是由于突触的异常活动和动作电位由听神经到脑干下部的传输障碍所致[15]。

虽然白癜风的听力损伤在临床中较少被关注，但其存在证明白癜风可能是一种影响整个色素系统的疾病。

四、白癜风与眼睛损伤

睫毛、虹膜、睫状体、脉络膜和视网膜色素上皮分布着丰富的黑素细胞。白癜风不仅影响皮肤黑素细胞，还影响眼部的黑素细胞，造成眼睛损伤。其发病有着共同的病理生理机制，是对黑素细胞的自身免疫反应。虽然白癜风患者很少有眼部不适，但经眼底检查可发现白癜风患者合并眼底异常的发病率较正常人的高。白癜风不仅容易累及患者的眉毛和睫毛，对眼内结构也有影响，多集中在虹膜和视网膜。由于白癜风患者眼部病变局限于黄斑周围而不接近黄斑，因此很少引起视力丧失。白癜风相关的葡萄膜炎可见于 Vogt-Koyangi-Harada 综合征和 Alezzandrini 综合征。Bulbul Baskan 等报道，约 22.2% 的白癜风患者虹膜可见萎缩和白斑，其中眶周局部的患病风险增加 58 倍[16]。Albert DM 等报道在 223 例白癜风患者中约有 27% 的患者存在视网膜色素上皮萎缩现象[17]。白癜风患者的泪液分泌量少于正常人，尤其是肢端型白癜风患者泪液分泌量可明显减少。研究发现干眼症和泪液功能紊乱与免疫功能失衡有关，而白癜风的发生也与免疫异常有关。在主要的眼部检查项目中，有些异常表现可能与白癜风有关[18]。

故对白癜风患者眼部检查时应格外关注以下几个方面：①视力、屈光度、视野范围检查：一般无异常，很少有白癜风引起的视力异常或屈光不正、视野范围异常。②外眼检查：注意有无色素脱失。③眼压：正常人眼压 10～21 mmHg，白癜风患者一般无异常。④裂隙灯下检查和眼底检查：眼底异常表现为非炎症性改变，以视网膜色素紊乱最常见，其次是豹纹状眼底、虹膜异常、视网膜动脉反光增强。⑤泪器检查：主要包括 Schirmer 试验和泪膜破裂时间（BUT）。

五、白癜风的身心影响

近年来随着医学模式的转变，心理因素对各种皮肤疾病的影响得到临床医生广泛的关注。白癜风极少造成明显的生理不适，对寿命影响很小。但白癜风造成的皮肤损害严重影响患者的容貌，给患者带来了极大的心理负担。

临床观察提示白癜风患者存在多种心理问题，心理障碍发生率达 16.2%～33.6%，所以白癜风是一种典型的皮肤科心身疾病。用临床症状自评量表（symptom checklist 90，SCL-90）对白癜风患者的心理状态进行评估发现，白癜风患者在人际关系敏感、抑郁、焦虑、强迫症状、敌对、恐怖等问题方面比正常人群显著。在朱武等的研究中，应用 SCL-90 对 42 例白癜风患者与 32 例皮肤瘢痕疙瘩患者及健康人中进行心理健康水平分析比较，其中白癜风患者首次发病前，有明显精神压力或精神创伤者 15 例，占 35.71%，心理障碍发病率为 40.48%，而在患病期间白癜风患者在强迫、人际关系差、抑郁、焦虑、敌对、恐怖及精神病等多个方面概率均高于健康人和瘢痕疙瘩患者，而瘢痕疙瘩患者无心理障碍[19]。这也说明精神压力和精神创伤可能会诱发白癜风，同时在发病过程中疾病恶化和不愈可能也会造成或加重患者抑郁、焦虑等心理问题。

不同部位的皮损对患者的心理影响差别很大，有研究将白癜风患者按照皮损部位不同分为暴露组和非暴露组，分别用 SCL-90、汉密尔顿抑郁量表（HAMD）以及汉密尔顿焦虑量表（HAMA）进行症状量化评分，SCL-90 测评结果显示暴露组的白癜风患者在人际关系敏感、焦虑和抑郁项的得分都明显高于非暴露组，而 HAMD 和 HAMA 测评结果显示暴露组白癜风患者的得分也明显高于非暴露组，显示暴露组患者可能存在抑郁症状[20]。由此可见暴露部位的白癜风对外貌的损害造成患者在人际关系、社交方面的敏感。

白癜风对患者的生活质量造成很多负面的影响。李大宁等[21]对 160 例白癜风患者进行问卷调查。结果显示，在日常生活方面，78.8% 的患者都有设法隐藏皮损的做法，尤其是在暴露部位，以年轻女性为甚，采用的方法主要有以衣服遮盖或者涂油彩覆盖；休闲活动方面，最大的影响是游泳，占 85.0%；社交活动则有部分受限（占 58.1%）；在工作和上学方面，总的影响较小，部分患者在寻找工作面试时感到尴尬，被某些行业和工种拒绝；人际关系方面，患者特别关注周围对自身的评价，社会支持度的高低直接影响其心理障碍的程度；私生活方面影响较小，建立友谊基本无困难，部分患者影响与异性社交，影响约会次数。极少数影响性生活。

白癜风对不同的人群造成的心理和生活的影响有所差别。白癜风可能对女性心理的影响更大。女性更担心白癜风皮损对外观的影响，比男性更积极地寻求治疗，同时白癜风对于女性婚姻的潜在影响也十分明显。已婚白癜风女性比单身女性患者受疾病影响更深，甚至可能导致患者婚姻破裂。在不同年龄的患者中白癜风造成的影响也不同。对于年龄处于 20 ~ 29 岁的青年，白癜风造成的影响尤为明显。此阶段正是心理成长时期，容易情绪化，对外界的刺激或激惹敏感。而且这个年龄段的青年多进入大学或工作环境，在新的环境中，面临新的生活，需要参加工作面试、交际、恋爱。但是白癜风患者由于治疗需要常常请假去进行光疗等各种治疗，耗费时间、影响工作，造成很多经济损失。皮损位于暴露部位的患者，因为这样的外观而感到不适和尴尬，甚至觉得耻辱，导致白癜风患者的自卑心理，从而失去朋友，疏远人群。因此白癜风对这个年龄段的患者造成的生活和心理方面的影响最大。

由于白癜风的疗程往往较长，治疗效果欠佳，治疗过程对患者也造成了很多不便。比如光疗，需要患者每周去诊所或医院治疗2～3次，至少需要4个疗程才有较明显的效果。这对于上学或上班的患者来说十分不便，影响工作和学习，因此患者坚持治疗的积极性和意愿减弱，甚至放弃治疗，反而造成心理和生活的更多不良影响。白癜风对患者家庭其他成员也造成很多不良影响，家庭中某成员患病，可能使其家属产生心理应激反应。由于家属是患者最主要的社会支持来源，家属焦虑、抑郁等负性情绪不仅影响自身的身心健康，同时也会影响患者的情绪及治疗。

在朱武等的研究中发现，躯体缺陷感、情绪受损度、社会交往度与自尊明显相关[22]。对于白癜风这样损容性皮肤病患者，自尊心是体像形成的重要因素。因此在临床诊疗过程中，应注意从心理、社会和生物医学等多方面诊断和处理患者，对患者进行药物治疗的同时也应加以适当的心理治疗，尤其在白癜风的疗效很难达到患者的期望时，心理的辅导更显得重要。

通过对患者及其家属进行心理疏导，传授疾病知识，有助于患者及其家属提高认知水平，缓解心理压力，提高生活质量，促进身体康复。

六、白癜风与其他伴发或继发疾病

很多白癜风患者在其病程中常常伴发或继发多种疾病，发生率可以高达12.6%。除了晕痣、甲状腺疾病外，白癜风患者还可能伴发肝病、结缔组织病、银屑病、斑秃及糖尿病，还有文献报道有恶性贫血及皮肤黏膜念珠菌病等[23]。由此推测白癜风与这些疾病可能具有共同的发病机制，这也反映了自身免疫理论在白癜风致病机制中具有重要地位。

白癜风患者也常并发银屑病和结缔组织病。结缔组织病（如皮肌炎、系统性红斑狼疮等）患者的血液循环中能检出大量自身抗体，其同时可出现细胞免疫功能低下（如 Tc 数量及功能下降）。银屑病患者亦存在多种免疫学紊乱。与结缔组织病和银屑病类似，白癜风患者体内也存在多种自身抗体和免疫紊乱。白癜风患者 Tc 数量减少，且活动期白癜风患者血清中可检出抗黑素细胞自身抗体。这些揭示了白癜风也属于体液及细胞免疫功能皆有失衡的自身免疫性疾病。因此，在进展期白癜风的治疗中，我们常通过应用糖皮质激素或免疫抑制剂减轻异常免疫反应来控制疾病的发展。

在白癜风患者人群中伴发荨麻疹和湿疹皮炎的患者占 11.6%。荨麻疹和湿疹都属于变态反应性疾病。国内学者检测发现白癜风血清中 IgG 增高，皮损的免疫组化检查可见到 IgG 及 C_3 沉积，说明白癜风、荨麻疹、湿疹皮炎都与免疫异常相关。同时白癜风患者比正常人更易出现斑秃，斑秃并发白癜风的概率为 0.63%，且以斑秃先发于白癜风者为多见。二者皆与局部细胞免疫异常有关。

白癜风在恶性黑色素瘤患者中也会出现。恶性黑色素瘤的发生是黑素细胞异常增生造成的，而白癜风的组织病理表现为表皮黑素细胞的缺失，两种相反的黑素异常病变共同发生，值得人们深思。恶性黑色素瘤患者发生白癜风是由于人体免疫系统攻击黑色素瘤细胞的同时也非选择性地损伤了部分正常的黑素细胞，证据是黑色素瘤患者血清中抗黑素细胞抗体滴度与白癜风患者血清中的滴度相近。因此，白癜风并发黑色素瘤，通常是黑色素瘤发生在前，而白癜风发生在后。多数学者认为黑色素瘤患者出现白癜风其预后是良好的，甚至有人认为白癜风的出现可以作为对黑色素瘤进行免疫治疗的标志。部分白癜风患者曾长期、大面积使用刺激性药物（如氮芥或补骨脂类搽剂）治疗白癜风，可能会有继发鳞癌的风险。

参考文献

[1] Gupta S，Gupta S，Mahendra A，et al. Inverse halo nevus. Dermatologic surgery，2006，32（6）：871-872.

[2] 董瑛，杨春俊. 晕痣的研究进展. 中国麻风皮肤病杂志，2013，29（5）：325-327.

[3] Schallreuter K U，Kothari S，Elwary S，et al. Molecular evidence that halo in Sutton's naevus is not vitiligo. Archives of Dermatological Research，2003，295（6）：223-228.

[4] 杨芸，骆肖群，傅雯雯. 儿童白癜风与甲状腺功能指标异常及其他免疫性疾病的关系. 中华皮肤科杂志，2009，42（6）：377-379.

[5] Lin X，Tang L Y，Fu W W，et al. Childhood vitiligo in China：clinical profiles and immunological findings in 620 cases. American Journal of Clinical Dermatology，2011，12（4）：277.

[6] Ezzedine K，Diallo A，Léauté-Labrèze C，et al. Pre- vs. post-pubertal onset of vitiligo：multivariate analysis indicates atopic diathesis association in pre-pubertal onset vitiligo. British Journal of Dermatology，2012，167（3）：490-495.

[7] Ezzedine K，Diallo A，Léautélabrèze C，et al. Halo nevi association in nonsegmental vitiligo affects age at onset and depigmentation pattern.Archives of Dermatology，2012，148（4）：497-502.

[8] 夏毓，张震，韩磊，等. 甘肃地区 1120 例白癜风患者的临床特点及疗效分析. 中国美容医学，2017，26（11）：75-77.

[9] 贾名妍，苗青，于伟，等. 白癜风患者血清甲状腺自身抗体水平研究. 中国美容医学，2013，22（14）：1503-1506.

[10] Kroon M W，Vrijman C，Chandeck C，et al. High prevalence of autoimmune

43

thyroiditis in children and adolescents with vitiligo. Horm Res Paediatr, 2013, 79 (3): 137-144.

[12] Akay B N, Bozki R M, Anadolu Y, et al. Epidemiology of vitiligo, associated autoimmune diseases and audiological abnormalities: Ankara study of 80 patients in Turkey. Journal of the European Academy of Dermatology & Venereology, 2010, 24 (10): 1144.

[13] Anbar T S, El-Badry M M, Mcgrath J A, et al. Most individuals with either segmental or non-segmental vitiligo display evidence of bilateral cochlear dysfunction. Br J Dermatol, 2015, 172 (2): 406-411.

[14] Aydogan K, Turan O F, Onart S, et al. Audiological abnormalities in patients with vitiligo. Clinical & Experimental Dermatology, 2006, 31 (1): 110-113.

[15] Fleissig E, Gross M, Ophir I, et al. Risk of sensorineural hearing loss in patients with vitiligo.Audiol Neurootol, 2013, 18 (4): 240-246.

[16] Bulbul B E, Baykara M, Ercan I, et al. Vitiligo and ocular findings: a study on possible associations. Journal of the European Academy of Dermatology & Venereology, 2006, 20 (7): 829-33.

[17] Albert D M. Melanoma, vitiligo, and uveitis. Ophthalmology, 2010, 117 (3): 643.

[18] Palamar M, Kiyat P, Ertam I, et al. Evaluation of dry eye and meibomian glanddysfunction with meibography in vitiligo. Eye (Lond), 2017, 31 (7): 1074-1077.

[19] 朱武, 易运连, 张其亮. 白癜风患者心理健康水平的评估. 中华皮肤科杂志, 2004, 37 (1): 53.

[20] 陆新茹, 王崇顺, 朱光斗. 白癜风患者心理问题的临床调查与分析 [J]. 中国临床康复, 2004, 8 (21): 4162-4163.

[21] 李大宁, 刘进芬, 金文, 张裕坤, 侯汇丽. 白癜风患者生活质量的调查分析. 临床皮肤科杂志, 2002, 31 (10): 665-666.

[22] 朱武, 易运连. 白癜风患者中体像与自尊的调查. 中华皮肤科杂志, 2007, 40 (1): 59-60.

[23] 杨敏, 常建民. 10607 例白癜风伴发疾病的分析. 中国麻风皮肤病杂志, 2006, 22 (7): 568-570.

第六章　白癜风的诊断

白癜风因其病因、发病机制不明，白斑分布、面积、病程等不同，治疗方法也不同，治疗效果差异很大。因此，临床治疗前需要明确诊断，进一步区分白癜风的类型、分期，才能制订合适的治疗方案。

一、临床诊断

（一）早期诊断

临床治疗经验和近年的研究均表明，早期白癜风的治疗相对容易，因此早期

诊断对其非常重要。白癜风早期白斑脱色程度轻，而且与周围正常皮肤的分界线模糊不清，如发生在肤色较白的人身上易被忽略，需要从细微处观察到其"特殊"之处：多无自觉症状，少数有痒感，但也极轻微；脱色斑数目少，一般 1～2 片，而且大多出现在暴露部位的皮肤上；除黑素脱失，脱色斑处的皮肤与周围皮肤一样，没有炎症、脱屑或萎缩等变化；在无其他皮肤病时，应首先考虑早期白癜风。临床上可见到一些患者新发白斑，在脱色不明显的白斑边缘有一环状或半环状稍稍隆起的暗红色晕轮。这种所谓边缘隆起性的白斑是早期白癜风的一种特殊表现。因为它的这种晕轮是炎症性的，可持续数周之久，一旦晕轮消失之后脱色将更明显，所以要警惕此类现象，争取早期诊断，早治疗。晕痣又称离心性后天性白斑，也是指围绕色素痣的局限型色素减退。晕痣本身也可褪色而皮损继续发展。晕痣常常在中央痣消失后，其白晕扩大，随之身体其他部位陆续发出新的白斑，很多学者认为晕痣是白癜风的一种类型或疾病加重的信号，所以应予以足够重视。

（二）白癜风的诊断依据

1．皮损特征　皮损颜色变白、典型的白斑多呈指甲和钱币大小，呈圆形、椭圆形或不规则形，可扩大或相互融合成不规则的大片，形状不一，白斑周围着色加深的色素带和白斑中央有岛屿状的色素点；另一种典型的白斑是沿神经分布的带状或条索状脱色斑，斑的边缘整齐。

2．病变部位　全身任何部位皮肤均可发生，但以头面部为多。其他如颈部、胸部、腰腹部、骶尾部、会阴等处亦常见。

3. 好发年龄　青壮年时期为发病高峰期，男女患病的概率没有明显差异。

4. 发病季节　四季均可发病。但春、夏两季较多。

5. 病程　病程长短不一，有资料记载病程最短者为 7 天，最长者为 50 年，平均（36±8.4）个月。可缓慢进展或长期稳定不变，以至于终生存在。

6. 组织病理　活动期皮损内黑素细胞密度降低，周围黑素细胞异常增大；后期脱色皮损内明显缺少黑素细胞及黑素颗粒，基底层往往缺乏多巴染色阳性的黑素细胞，真皮浅层可有淋巴细胞浸润。

（三）诊断要点

白癜风的诊断一般不是很困难，只是早期或非阶段性白癜风诊断有时较为困难，临床诊断时要考虑患者是否合并自身免疫性疾病、有无化学药品接触史，排除其他色素减退性疾病，结合临床症状，即可明确做出诊断。有学者结合临床提出以下五项诊断要点：

（1）后天发生的色素脱失斑或色素减退斑。

（2）色素脱失斑或色素减退斑与周围正常皮肤界线清楚且形状不规则。

（3）色素脱失斑或色素减退斑边缘色素加深。

（4）色素脱失斑或色素减退斑内的毛发变白或有毛囊口复色现象。

（5）Wood 灯照射下色素脱失斑或色素减退斑呈瓷白色。

其中第 1 项必须具备，若 5 项中有 3 项成立，即可诊断白癜风；若 5 项中有 2 项成立，则为可疑白癜风，需要排除其他色素减退性疾病后方可确诊为白癜风。

二、病史采集

医生在采集白癜风患者病史时应耐心、细致，态度和善、诚恳，积极帮助患者消除顾虑，减轻其精神压力，以便于诊断并尽可能帮助患者寻找可能的病因。另外，白癜风与自身免疫息息相关，很多白癜风患者还合并有自身免疫性病，所以询问病史不仅应针对于白斑本身，还应关注患者全身各系统的健康状况（特别是内分泌系统），必要时还应请专科专家会诊。白斑表现还见于许多综合征，对它们的临床特点应有一定的了解，以利于对病情的全面评估。由于临床上白斑类疾病较多，病史中应体现必要的鉴别诊断要点。与各科病史一样，白癜风患者病史包括一般项目、主诉、现病史、既往史、个人史、家族史等。

（一）现病史

采集现病史时，按照发病的时间顺序，如病初发斑的时间、部位、形态、颜色，皮损种类、大小、数目及自觉症状等。白癜风多为后天发生，极少数为出生时即发病。若出生时即有白斑，主要考虑白化病、Waardenburg 综合征（内眦皱裂耳聋白发综合征）、斑驳病、脱色素痣、结节性硬化、Tietze 综合征（痛性非化脓性肋软骨肿胀）等。记录病情的演变过程、进展情况、治疗方法及疗效、是否有不良反应，皮损与日光、季节、药物、精神、职业、环境、外伤、感染等的关系。如有明确的病因，现病史中应尽量体现。另外，若白癜风患者还合并甲状腺功能异常、糖尿病等系统性疾病的临床表现，亦可在现病史中做记录。

（二）既往史

白癜风患者常常伴有其他内分泌系统或免疫相关疾病，在采集既往史时，应尽量多地了解患者的健康状况，特别应了解有无内分泌系统疾病（甲状腺功能亢进、糖尿病、Addison 病）、恶性贫血、恶性黑色素瘤等病史；此外，还应询问有无梅毒、麻风病病史，必要时加以鉴别。

（三）个人史

采集个人史时，应了解患者的生活饮食、月经、婚姻、生育、职业，有无化学品长期接触史；当白斑需与梅毒性白斑相鉴别时，还应询问有无婚外性生活史等。有研究表明，白癜风患者经前期综合征、月经异常的发生率高于正常人。

（四）家族史

少数白癜风患者有家族史，对此类患者要明确其两系 II 级亲属发病情况，有无近亲婚姻。

三、体格检查

（一）系统检查

白癜风患者常伴有系统性疾病，故对于初诊患者，应进行全面的体格检查，以免贻误病情。各系统检查方法、项目同内科，并可借助超声、计算机断层扫描、磁共振成像、同位素扫描显像（如甲状腺、肾上腺显影）等检查技术，进一步明确诊断。

（二）皮肤科专科检查

1. 视诊　视诊时应在充足的自然光线与适当的温度下进行，观察白斑的色度、大小、数目、分布方式、形状、排列、表面、边缘、界限等。应明确鉴别是色素脱失斑，还是色素减退斑。典型的白癜风是色素脱失斑，但初发时多为色素减退斑，可以是一处或多处，色素未完全消失，故可与正常皮肤分界不清；个别患者发病初期为点状色素减退斑，逐渐扩大并融合，色素完全脱失成片状乳白斑，与周围皮肤分界清楚。白癜风可能在经治疗后或未治疗就自动出现皮损内毛囊复色或边缘复色，因此处于不同病程的白癜风的表现是不同的。此外，白癜风的白斑中有时可见到残留的正常色素岛，白斑的边缘色素沉着反而加深。白斑中毛发变白是白癜风较为特征性的改变。泛发型或全身型白癜风少见。全身泛发大面积色素减退时，要注意和白化病、Chediak-Higashi 综合征、席汉综合征、Tietze 综合征、Vog-Koyanagi 综合征等相鉴别。局部发生的白癜风应与脱色素痣、结节性硬化、贫血痣、斑驳病、Waardenburg 综合征、炎症后色素减退相鉴别；手部的白斑应与盘状红斑狼疮（DLE）和遗传性对称性色素异常症相鉴别。白斑的大小、形状对于诊断也十分重要，花斑癣、特发性滴状色素减少症、老年白斑、海水浴后白斑、Marshanll-White 综合征等多为直径小于 1.5 cm 的白斑，散在分布，数目也较多，与白癜风的特点是不同的。脱色素性色素失禁症（伊藤黑素减少症）以其漩涡形、不规则形色素减退斑而易与白癜风相鉴别。对于肛门、会阴黏膜部位白癜风，要考虑与黏膜白斑、炎症后白斑、神经性皮炎、硬化萎缩性苔藓相鉴别。观察白斑表面是否有鳞屑主要是排除花斑癣、白色糠疹、麻风后白斑、炎症后色素减退斑等皮肤病。

2．触诊 白癜风皮损区触诊一般与正常皮肤无异，无萎缩、浸润肥厚、硬化，皮损区皮肤弹性及皮纹正常。

3．白癜风鉴别诊断常用的物理检查方法

（1）摩擦或拍打试验：用手摩擦或拍打白斑及周围正常皮肤至周围皮肤变红时，观察白斑处是否也发红，从外观上看白斑是否更明显，若周围皮肤变红，而白斑变得更白，则提示贫血痣。若白斑和周围皮肤一样变红，则提示白癜风。

（2）皮肤感觉检查：包括温、痛、触觉的检查。白癜风皮肤感觉正常，而麻风性白斑区常有包括以上感觉在内的浅感觉障碍。

（3）滤过紫外线检查（Wood 灯检查）：肉眼有时难以发现正常皮肤特别是浅色皮肤上的浅色斑，借助 Wood 灯观察，可以看见区别于周围正常皮肤的白斑，界限清楚。若疾病处于进展期，Wood 灯下的白斑面积也较肉眼下的大，当白斑开始复色时，也可以借助 Wood 灯来观察肉眼不易看到的复色斑。Wood 灯还可以帮助鉴别诊断，脱色素痣、白色糠疹、结节性硬化斑、炎症后色素减退斑、麻风白斑等在 Wood 灯下为黄白色或灰白色；花斑癣为棕黄色或黄白色荧光；贫血痣皮损则不能显现（详见"六、Wood 灯在白癜风诊断中的应用"）。

（4）白癜风的同形反应试验（vitiligo koebner test, VKT）：通过制造划痕以诱出同形反应。具体操作如下：在患者右肩三角肌区正常色素皮肤处，先用 75%乙醇棉球消毒，再用消毒种痘针进行"井"字形划痕，大小为 1 cm×1cm，1 个月后检查划痕处，有色素脱失为阳性（+），无色素变化为阴性（-）。根据 VKT 结果将其分为：皮损稳定型，VKT（-），对光化学疗法效果较好；皮损扩展型，VKT（+），对光化学疗法效果较差，而应用皮质类固醇激素治疗较佳。可先对白癜风患者行 VKT，根据其结果再施以不同的治疗措施能够提高疗效。

四、白癜风的临床严重程度评估方法

白癜风的评估方法目前尚缺乏共识。近年临床上评价白癜风的严重程度应用最多的是白癜风面积评分指数（vitiligo area scoring index，VASI）和白癜风欧洲学组（Vitiligo European Task Force，VETF）提出的根据临床图片进行白癜风严重程度评价的标准。VASI 提供了一种相对简单的方法测量白斑面积，这个方法类似于银屑病面积严重程度指数（psoriasis area and severity index，PASI）。使用 VETF 开发的工具，可以用一个结合了分析疾病程度和分期以及疾病进展的分析系统对白癜风病清和治疗结果进行评估，在疾病程度判断上是根据九分法评估，分期是根据皮肤和头发的色素沉着斑来评估，疾病发展情况基于 Wood 灯检查。

（一）白癜风面积评分指数（VASI）

对于白癜风的治疗，不同的治疗方法之间疗效的比较需要一个科学的标准。目前最常使用的是 VASI 评分。VASI 来源于广泛应用于银屑病评价的 PASI 评分。全身的 VASI 需要针对身体各个部位的面积比例来计算（可能的范围在 0 ~ 100%）。

VASI=Σ 所有的身体部位（身体各部占手掌单元数）× 该区域色素脱失所占百分比

一个手掌单元约占体表总面积的 1%，这是估计白癜风累及全身各部位百分比的一个基线指标。身体分为 5 个独立的、互不重叠的区域：手、上肢（不包括手）、躯干、下肢（不包括脚）和脚。腋窝区域属于上肢区域，而臀部和腹股沟区属于下肢区域。色素脱失程度以百分比来表达：0、10%、25%、50%、75%、90% 或 100%。100% 指色素脱失，即无色素存在。90% 指仅有斑点状色素存在，75% 指白斑面积超过色素区；50% 指白斑与色素面积相等；25% 指色素面积超过白斑面积；10% 指只存在斑点状色素脱失。

因为一般来说，白癜风治疗的改善与银屑病相较更为缓慢，所以有学者认为白癜风达到临床改善的标准为 VASI 评分降低 50%（VASI 50），相当于 PASI 评分降低了 75%（PASI 75）。因此目前白癜风治疗效果的评价标准如下：很大改善（VASI 评分提高 50 分以上），明显改善（VASI 评分提高 25 ~ 50 分），改善（VASI 评分提高 10 ~ 25 分），略有改善（VASI 评分增高 < 10 分）。相反，毫无

效果（VASI 评分降低超过 50 分），疗效极差（VASI 评分降低 25 ～ 50 分），疗效差（VASI 评分降低 10 ～ 25 分），改善不明显（VASI 评分降低 < 10 分）。

表6-1　白癜风治疗效果的VASI评价标准

疗效评价	VASI 评分变化
无效	< −50
疗效极差	−50 ～ −25
疗效差	−25 ～ −10
改善不明显	−10 ～ 0
略有改善	0 ～ 10
改善	10 ～ 25
明显改善	25 ～ 50
很大改善	> 50

（二）白癜风欧洲学组（VETF）评估系统

VETF 评估系统是由白癜风欧洲学组提出的一个结合了疾病程度、分期和进展的分析系统。应用已经在特应性皮炎广泛使用的九分法来评价疾病程度。人体的表面积按照"九分法"来划分（九分法，是指一种划分方法，这样分出来的身体每个部分的体表面积都是"9"的倍数，便于记忆）：头颈部占9%，躯干部占36%，双上肢占18%，双下肢占36%。患者手掌面积（包括手指）约占体表面积的1%，以此为参照，估算皮损面积。疾病分期则根据皮肤和头发在 Wood 灯下和放大镜下观察到的色素沉着状况来评估，按身体除手脚外的每一个区域的最大白斑进行分期，手和脚作为一个单独的区域进行单独或整体评估；简要分期规则如下：0期，正常色素（色素脱失区无分级）；1期，不完全型脱失（包括点状色素脱失，色素不均，轻度均匀色素沉着）；2期，完全脱失，可以伴随少数头发变白（数量 < 30%）；3期，完全脱失，伴随显著头发变白（数量 > 30%）。对于疾病的进展情况，VETF 系统采用了动态标准，首先在自然光下观察皮损，然后在 Wood下的观察结果比较，若自然光下与 Wood 下的皮损边界相似，记作 0；若比较后显示皮损仍在脱色，记作 +1，表示进展期；若比较结果显示皮损正在复色，记作 –1，表示好转。依据该评估系统对白癜风的皮损进行评估后可按如下表格进行记录：

表6-2　VETF评估系统记录表

部位（Area）	皮损面积占比（%）	分期（0～3）	进展情况（−1，0，+1）
头颈部（0～9%）			
躯干部（0～36%）			
双上肢（0～18%）			
双下肢（0～36%）			
双手和双脚			
合计（0～100%）			

五、白癜风的临床活动评判

正确判断白癜风病情的进展对于治疗方案的选择十分重要，临床上将白癜风的病情划分为进展期、稳定期、消退期。不同分期的治疗方法不同，进展期一般采用激素、免疫抑制剂、光疗等；稳定期则采用移植治疗、光疗等。但界定病情是"活动"还是"稳定"却很困难，不同的学者对于二者的定义差别很大。此外临床观察发现，同一患者身上不同皮疹处于不同病情阶段的情况并不少见，常可同时见到处于消退期、稳定期和进展期的皮疹。因此对患者病情"整体"稳定的评价并不可靠，需要对每一处皮疹进行独立分析，结合参考患者自己的观察结果以评估单个皮疹的稳定性。目前白癜风的分期判断包括：白癜风活动度评分（VIDA）积分、同形反应试验、Wood 灯检查。但是这几种分期方式都存在局限性和主观性。对于疾病活动度的评分，多采用 VIDA 积分。

（一）VIDA 积分

VIDA 积分由 Njoo 等制定，积分标准如下：最近 6 周内出现新皮损或原皮损扩大（+4）；最近 3 个月内出现新皮损或原皮损扩大（+3）；最近 6 个月内出现新皮损或原皮损扩大（+2）；最近 1 年内出现新皮损或原皮损扩大（+1）；至少 1 年内稳定（0）；至少 1 年内稳定且有自发色素再生（−1）；总分 1 分为稳定期，2～4 分即为进展期，＞4 分为快速进展期。

（二）同形反应

同形反应指皮肤损伤处 1 年内局部出现白斑。损伤包括物理损伤（创伤、切割伤、抓伤）、机械性摩擦、化学性/热灼伤、过敏性（接触性皮炎）或刺激性（接种疫苗、文身等）、慢性压力、炎症性皮肤病、治疗性损伤（放射治疗、光疗）。白斑发生于持续的压力或摩擦部位，或者是衣物、饰品的慢性摩擦部位，形状特殊，明显由损伤诱发。

（三）Wood 灯检查

Wood 灯下皮损颜色呈灰白色，边界欠清，Wood 灯下皮损面积大于目测面积，提示为进展期；皮损颜色呈白色，边界清楚，Wood 灯下皮损面积小于或等于目测面积，提示为稳定期（详见下文"六、Wood 灯在白癜风诊断中的应用"）。

VIDA 积分、同形反应、Wood 灯检查中任何一种方法提示进展期，则考虑病情进展，皮肤 CT 和皮肤镜下表现也可帮助判断病情。此外，组织学检查可检测出进展性白斑边缘发生了炎症反应，从而推测皮损边缘缺乏或存在炎症浸润，有助于区别单个皮损所处的临床阶段。皮肤活检术对于评价白癜风病情活动不是必需的。

六、Wood 灯在白癜风诊断中的应用

伍德灯（Wood 灯）又称过滤紫外线灯，是由美国物理学家 Robert 发明，早期利用其发出的长波紫外线照射头发真菌感染的部位，表现不同颜色、强度的荧光改变进行疾病诊断。Wood 灯已经成为目前皮肤科常用的临床检查设备，在皮肤科诊断和研究中的应用范围不断扩大，可以用于一些色素性皮肤病、真菌感染性皮肤病、痤疮、皮肤肿瘤等的诊断和病情评估。Wood 灯以高压汞灯为光源，通过含有 9% 镍氧化物的钡硅酸滤片发出能使皮肤黑素吸收 340 ～ 400 nm 波长的紫外线。白癜风患者皮损处色素减少，光折射较强而使 Wood 灯荧光反应呈现浅色，以此来诊断是否患有白癜风。

使用 Wood 灯检查患处时需要在黑暗的环境中进行，以利于检查者更准确方便地观察检查处发出的荧光。Wood 灯下色素减退、色素脱失或色素沉着性改变更容易与正常皮肤区别。但 Wood 灯诱导的荧光在皮肤白皙者中较易辨别，在肤色较黑的个体上较为困难。一些局部外用药、敷料，甚至肥皂残留物和污渍都可能发出荧光，因此在进行 Wood 灯操作之前需要清除检查部位的药物、香料以及敷料，避免影响检查结果（图 6-1）。

Wood 灯是白癜风诊断和鉴别诊断的重要工具。白癜风皮损处由于缺少黑素细胞，光折射较强，在 Wood 灯下表现为亮蓝白色荧光，而正常皮肤中黑素较多，在 Wood 灯下显示暗色荧光，因此白癜风皮损与周围正常皮肤反差明显，界限清楚，利于白癜风的诊断。所以临床上肉眼难以确诊的白皙皮肤上的浅色斑，用 Wood 灯可轻松检测出白癜风，并可与其他白斑相鉴别。Wood 灯可以帮助判断白癜风的疾病活动情况。在进展期，Wood 灯下皮损颜色呈灰白色，边界欠清，皮损面积大于肉眼目测面积；在稳定期，Wood 灯下皮损颜色呈明亮的白色，边界清楚，Wood 灯下皮损面积小于或等于目测面积[1]。此外，Wood 灯还能够更早发现皮损

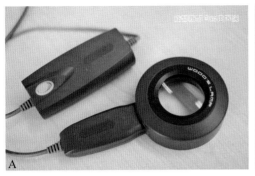
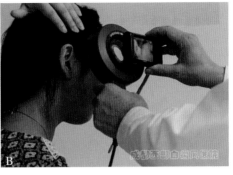

图 6-1　Wood 灯

A．Wood 灯仪器。B．用 Wood 灯照射

复色，判断治疗效果。当白斑中开始出现毛囊复色时，复色初期的表现在自然光线下并不典型，但通过 Wood 灯的检测可以发现这类初期的复色。据此，Wood 灯可以帮助判断自体表皮移植手术治疗白癜风的手术时机和移植后皮肤色素再生状况 [2]。Wood 灯在白癜风的鉴别诊断中也发挥重要作用。白色糠疹、结节性硬化、炎症后色素减退斑、麻风的色素减退斑等在 Wood 灯下为黄白色或灰白色，贫血痣的淡白色皮损则不能显现。Wood 灯下无色素痣白斑与白癜风皮损差异较显著，白癜风皮损在 Wood 灯下显现为形状不规则、泼墨状、边缘锯齿没有色素沉着的亮蓝白色斑片，而无色素痣白斑在 Wood 灯下呈现浅蓝白色，与周围皮损对比无明显增强。多见于 45 岁以上的中老年特发性点状白斑在 Wood 灯下呈现大小均一的圆形蓝白色斑点，但其初期脱色完全、散在不融合等特点可与白癜风相鉴别。

Wood 灯检查操作是一种非侵入性检查，不直接接触检查部位，不具传染性、破坏性，操作简便，精确度较高，使用范围广。它可以协助评估白癜风皮损的色素脱失程度和复色状况，检测出肉眼观察不到的病变，甄别出完全和不完全白癜风，鉴别白癜风与其他色素脱失性疾病，是白癜风诊断中不可或缺的检查工具。

七、皮肤镜在白癜风诊断中的应用

皮肤镜，又称为表皮透光显微镜，是指利用光学放大原理，借助偏振或浸润的方法，反映皮肤表皮、真皮乳头层颜色和结构特点的设备，是一种在体观察皮肤细微结构的无创性显微图像分析技术。

依据成像原理，皮肤镜可以分为浸润型与偏振光型，前者类似油镜，需要在镜头和皮肤之间滴加油性或其他液体介质。通过浸油使角质层呈现半透明，从而检查者能看到真皮表皮交界处。在色素少的皮损处可看到真皮、表皮交界处以及真皮浅层内的色素结构和浅层血管丛以及血管的大小和形态，此为皮肤镜浸润法。近年来发展的皮肤镜偏振法则是通过偏振滤光片过滤表皮的反射光线，选择性收集透过光线进行观察，无需浸润液，但需在观察前先调整最佳偏振角度[3]。

皮肤镜最初主要用于鉴别诊断色素痣与恶性黑色素瘤，近年来其应用范围得到扩展，在白癜风的诊断方面也得到了应用。白癜风患者皮损在皮肤镜下可见色素减少或缺如，皮损区呈现白色斑片；毛囊周围存在色素残留，皮损的周边相对于中央区较多见；皮损处可见点状、线状或网状的毛细血管扩张；皮损处毛囊口周围有早期色素岛形成，2个以上的毛囊口色素点沉着相互融合，可能是早期复色迹象；皮损周围的色素增加。白癜风皮损中黑素细胞的功能状态是一个动态的过程，通常情况下白癜风皮损的基底层黑素细胞缺失要早于毛囊及其周围的黑素细胞。在白癜风不同时期皮损的皮肤镜表现也有所不同，皮肤镜下白癜风进展期通常表现为：边界不清的白色斑片中残留毛囊周围色素更明显的特异性表现，皮损中央的基底层仍有色素，黑素细胞可部分幸存；而稳定期的特点则为：边界清楚的瓷白色斑片，皮损中央基底层多没有色素，毛细血管扩张和皮周色素增加更明显[4]，此时行黑素细胞免疫组化检查几乎为阴性。白癜风的皮损表现与白癜风的病程阶段和近期有无治疗史相关。孟如松等[5]认为毛囊周围色素残留是白癜风进展期局部皮损的特异性表现，特别是在白癜风进展期及在临床早期不典型皮损中，采用皮肤镜检查毛囊周围色素残留的检出率较高，对白癜风的早期诊断和鉴别诊断具有重要意义。早期色素岛形成是判断白癜风治疗有效的主要症状表现。在复色早期，皮肤镜下可发现部分患者复色开始于毛囊周围，部分开始于白斑边缘。而在复色后期，可发现皮损区域较多色素岛形成，部分与毛囊无明确关系，此时复色一般可被肉眼察觉[6]。因其在掌趾部等角质层较厚部位及凹凸不平部位亦可进行监测，所以皮肤镜在监测色素恢复方面相对于皮肤CT具有一定优势。

皮肤镜检查对于白癜风的诊断具有一定的优势。首先，皮肤镜是一种无创检查，操作简单灵活，可以观察各个部位的皮损；其次，皮肤镜有助于色素性皮肤病的诊断、鉴别诊断以及疗效判定；再次，皮肤镜最大的优势是可观察到表皮、表皮真皮交界甚至更深部位组织的细微结构，提高了疾病诊断的准确性，减少有创性皮肤病理检查。

八、皮肤CT在白癜风诊断中的应用

皮肤反射式共聚焦显微镜（皮肤CT）是近50年来飞速发展的、新型的、非侵入性的成像技术。1995年，Rajadhyaksha等首次将其应用于活体皮肤的观测。皮肤CT以激光作为点光源，通过物镜聚焦于组织内，组织内焦点处反射或反向散射回来的光由同一物镜接收，然后通过探测光路系统的针孔传输至探测器而成像，从而构成一薄层组织"光学切片"，探测器连接在专门的计算机上，并在计算机辅助下成像（图6-2）。

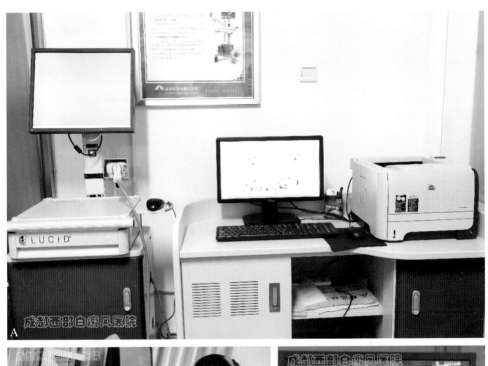

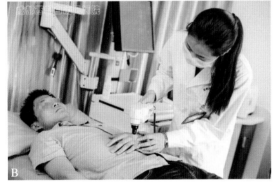

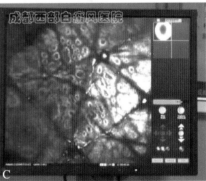

图6-2　皮肤CT检测

A．皮肤CT检测系统。B．皮肤CT检测操作。C．皮肤CT电脑成像

皮肤CT成像是基于不同细胞器和组织结构折光率差异形成的水平切面图，为灰度图像。黑素和角蛋白等折射率高的结构成像为明亮区域，而低折射率的细胞核和胶原纤维等结构则显灰暗，从而形成灰度明暗对比的图像。在皮肤CT成像过程中，角质层因含有大量的角蛋白而成像非常明亮，并由于皮肤皱褶的分隔，角质层的皮肤CT图像为无核多边形角质细胞组成的"岛屿"群；颗粒层由2～4

层细胞构成，细胞核呈黑色卵圆形，居于中央，核周围绕明亮的颗粒状胞质；棘层细胞较颗粒层细胞小，紧密排列为的蜂巢状，细胞间隔明显；基底层细胞明亮并成簇分布，真皮表皮交界处基底细胞呈明亮的环状，其周围环绕着黑色的真皮乳头，真皮乳头中常见毛细血管和网状纤维。此外，皮肤 CT 图像中还可以观察到带有毛囊皮脂腺的毛干和呈明亮中空结构、呈螺旋状穿过真皮和表皮的小汗腺管。

皮肤 CT 下观察到白癜风皮损处的棘细胞层下部和基底层中，黑素环密度及亮度呈不同程度的降低或消失，而多数皮损周边处则出现明亮的圆形或椭圆形黑素环，构成典型的"真皮乳头色素环"样结构，在复色区域可见到活化的、树突状的黑素细胞。进展期白癜风，白斑区表现为色素完全脱失或残留部分色素环，残存的色素环结构欠完整且色素含量降低，白斑与正常皮肤交界处界限模糊；白斑周边正常皮肤可见部分色素环失去完整性，折光变弱。稳定期白癜风，白斑处色素环完全消失，白斑与正常皮肤交界处界限清晰，而白斑周边正常皮肤色素环完整，折光明亮；恢复状态的白癜风，可见到树突状、折光明亮的黑素细胞[7]。

用皮肤 CT 对病变部位扫描时对组织不造成损伤，可以实时地观察皮肤中的细胞和组织，且分辨率接近传统的组织病理学。它具有实时性、无创性、可重复性、高分辨率等特点。临床已经利用皮肤 CT 对正常皮肤进行观察以及辅助诊断色素障碍性皮肤病、皮肤肿瘤、皮肤癌前病变、斑驳病、急性刺激性接触性皮炎和急性变应性接触性皮炎、落叶型天疱疮、斑秃等疾病。皮肤 CT 应用于辅助诊断白癜风优势显著。它既能观察正常生理功能下细胞的结构和代谢过程，还能对皮损进行实时动态监测，对同一皮损可多次成像，对其发展变化、治疗后的改善状态进行观察；对于可疑病灶，皮肤 CT 可多点、重复观察，无须活检及组织病理学检查等复杂的过程。皮肤 CT 可鉴别诊断白癜风的进展期和稳定期，且更直观。皮肤 CT 分辨率较高，弥补了皮肤镜只能检测皮损表面而无法观测内部组织结构以及超声等传统影像学方法图像分辨率较低、不能分辨细胞及亚细胞结构的不足；皮肤 CT 成像迅速，数据易于存储和输出。此外，患者对于此项检查的依从性较高[8]。

九、白癜风的实验室检查

（一）一般实验室检查

白癜风的临床表现较为简单，易于诊断，但白癜风患者常并发或伴发其他免疫性疾病，实验室检查可以发现其他系统的损害；有时与一些遗传性色素异常疾病鉴别时也需要参考实验室检查结果；其次在白癜风的治疗中的一些口服药可能会造成肝、肾功能的损伤，因此系统、全面的实验室检查对于白癜风的诊疗具有重要的意义。

1．血常规　项目包括：血红蛋白、红细胞、白细胞、血小板计数等。许爱娥等的研究表明，各型白癜风患者血小板数明显低于正常人，且以泛发型白癜风患者最为显著[9]。

2．尿常规　白癜风合并糖尿病、结缔组织病等内科病可有部分项目异常。

3．肝、肾功能等血生化检查　检查的意义同 2。

4．甲状腺功能检查　甲状腺相关激素 T3、T4、rT3、FT3、FT4、TRH 及抗甲状腺球蛋白抗体（TGA）和抗甲状腺线粒体抗体（TMA）等检测可排除合并甲状腺疾病。

5．糖尿病相关激素与抗体　胰岛素、胰高血糖素、C 肽、胰岛素原、抗胰岛素抗体、抗谷氨酸脱羧酶抗体（anti-GAD）等检测排除合并糖尿病。

6．病原微生物检查　项目包括：微生物的镜检和培养，如真菌、螺旋体、麻风杆菌等，排除花斑癣、梅毒性白斑或麻风等。

7．梅毒血清学试验　项目包括：血清不加热的反应素玻片试验（USR）、快速血浆反应素环状卡片试验（RPR）、梅毒荧光螺旋体抗体吸收试验（FTA-ABS）、梅毒螺旋体血凝试验（TPHA）等，其中 TPHA、FTA-ABS、ELISA 等为梅毒的确诊试验。

8．皮肤试验　用于测定患者对某一抗原是否敏感或是否由外源引起的炎症后白斑或继发性白斑。

9．免疫功能评价　项目包括：细胞免疫和体液免疫。目前多用流式细胞仪检测 T 淋巴细胞亚群以反映患者细胞免疫状况；血清免疫球蛋白（IgG，IgM，IgA）反应体液免疫水平；另外，有些自身抗体与白癜风发病亦有联系。

10．血清自由基清除能力的检测　项目包括：超氧化物歧化酶（SOD）、过氧化氢酶（CAT）、谷胱甘肽过氧化物酶(GSH-Px)、单胺氧化酶（MAO）、髓过氧化物酶（MPO）等。部分白癜风患者可有上述酶的减少。

11．微量元素的检测　标本来源为血清或枕部头发，与白癜风有关的微量元素异常主要有铜、锌、硒、钙、铬等。

（二）白癜风皮损及血液中的新标记物检测

白癜风皮损中的一些细胞因子和特异性抗原等标记物的检测有助于明确疾病诊断、评判疾病病程和严重程度，指导治疗和评价疾病的治疗效果

1．可溶性细胞间黏附分子 -1（ICAM-1）　ICAM-1 在淋巴细胞破坏黑素细胞的过程中起着重要作用，可促进淋巴细胞与黑素细胞吸附，使黑素细胞受损、破坏。有研究表明，ICAM-1 在白癜风患者的黑素细胞中表达高于正常人，并且进

展期白斑边缘的黑素细胞表达 ICAM-1 水平高于稳定期。有研究结果显示进展期白癜风患者血浆中 ICAM-1 水平显著高于稳定期。因此认为血浆中 ICAM-1 水平可能与白癜风的病情活动存在联系，可监测白癜风病情变化[10-11]。

2. 趋化因子 CXCL9 和 CXCL10 及其受体　目前认为 CD8+ 细胞毒性 T 细胞（CTL）皮肤迁移浸润是白癜风关键环节，CD8+ CTL 高度浸润，特异性杀伤黑素细胞。白癜风皮损 Th1 型趋化因子 CXCL9、CXCL10 介导 CD8+ T 细胞向皮肤迁移。文献报道，白癜风患者血清中趋化因子 CXCL9 和 CXCL10 显著升高，而且进展期 CCL2、CCL5、CCL22、CXCL8 血清浓度也显著高于稳定期患者，CCL3、CCL4 血清水平与白癜风患者的白癜风面积评分指数（VASI）呈显著正相关。2017 年 Haris 等研究发现，疱液（负压吸疱表皮大疱下液）中进展期 CD8+CD4+T 细胞比例为 27.66%，显著高于稳定期，其中疱液 CXCL9 阈值为 1.177 ng/L 时，以此指标区别白癜风活动期准确性达 87%。因此 CXCL9 和 CXCL10 及其 CCL2、CCL3、CCL4、CCL5、CCL22、CXCL8 等趋化因子受体可能作为判断白癜风进展的参考指标[12]。

3. 干细胞生长因子（SCF）和 KIT 蛋白表达　FitzPatrick 在 1964 年提出了一种临床表现为三色的白癜风，称为三色白癜风（trichrome vitiligo），即正常肤色与色素完全脱失白斑之间有宽窄不一的中间带，此中间带的颜色淡于正常肤色而深于色素完全脱失斑。张勇等检测了 12 例三色白癜风患者的正常肤色、中间带和色素完全脱失白斑处表皮角质形成细胞 SCF 和基底层黑素细胞 KIT 蛋白的表达情况，并检测对照组中 25 例稳定期白癜风患者皮损处与正常皮肤可溶型 SCF 的表达情况。结果显示，在正常肤色皮肤、浅白斑处和色素完全脱失白斑处皮肤 SCF 的表达依次逐渐增加；与 SCF 表达相反，KIT 蛋白表达则逐渐减少[13]。

4. 上皮细胞角蛋白　上皮细胞角蛋白 CKl5 和 CKl9 的表达可作为检测干细胞激活有价值的标记，病程短、疾病稳定、毛发未变白的患者经 NB-UVB 治疗效果好，CKl5 和 CKl9 表达也高，CK 表达与白癜风光疗后色素恢复密切相关。

5. 白介素 -2（IL-2）及可溶性白介素 -2 受体（sIL-2R）　IL-2 主要由活化的 CD4+T 细胞和 CD8+ 细胞产生的具有广泛生物活性的细胞因子，是所有 T 细胞亚群的生长因子，并可促进活化 B 细胞增殖，故为调控免疫应答的重要因子。sIL-2R 由 IL-2 诱导产生，它参与调控 T 细胞的分化发育，促进淋巴细胞的增殖，从而抑制机体的免疫反应。程军民等对比 37 例白癜风患者在治疗前和治疗 6 个月后血清 IL-2，发现白癜风患者血清 IL-2 水平治疗前后均明显比正常人组低[14]。解春桃等研究发现，白癜风患者在治疗前血清 sIL-2R 水平显著高于正常人组，经治疗后对比仍有差异，提示 T 细胞调节功能的障碍是导致血清 sIL-2R 紊乱的主要原因之一，白癜风患者存在自身免疫调节异常[15]。IL-2、sIL-2R 可能成为白癜风的血清标记指标，了解患者的自身免疫状况，对于评价治疗效果有一定意义。

6．白介素 -4（IL-4） IL-4 主要由 Th2 分泌，是机体对变应原、寄生虫感染后产生的主要细胞因子。在高水平 IL-4 作用下，大多数 Th1 细胞将转化为 Th2 细胞。隋连金等报道 IL-4 的水平在局限型、泛发型白癜风患者的血清中高于正常组，在疾病的进展期也高于稳定期[16]。魏玉平等的实验结果显示白癜风患者外周血 IL-4 水平与正常组对比有显著性差异，表明白癜风患者 Th2 细胞功能处于优势，白癜风的发病可能与 I 型迟发性变态反应有关[17]。

7．白介素 -6（IL-6） IL-6 是一种来源于单核巨噬细胞及淋巴细胞的有多效性的细胞因子，能调节多种细胞功能，包括细胞增殖、细胞分化、免疫防御机制及血细胞生成等，与自身免疫性疾病的发生密切相关。白癜风患者在治疗前和治疗 3 个月后血清 IL-6 水平均高于健康人，推测 IL-6 升高可能是由于机体的细胞网络被破坏，刺激分泌 IL-6，并与 IL-6 受体结合的细胞增殖，从而引起皮肤局部或系统的损害。

8．白介素 -10（IL-10） IL-10 是一种具有多种生物学作用的细胞因子。几乎所有单核巨噬细胞都是 IL-10 抑制性作用的靶细胞，它抑制单核巨噬细胞释放炎症介质，防止过度活化的巨噬细胞对宿主组织产生损伤，降低免疫活性 T 淋巴细胞的增殖。刘志军等应用 ELISA 法检测白癜风患者血浆中 IL-10 的浓度，结果显示白癜风患者血浆中 IL-10 水平显著低于正常对照组，进展期也显著低于稳定期，说明血浆中 IL-10 的下降可能引起白癜风的发病，血浆中 IL-10 水平可作为白癜风病情监测的另一项临床指标[18]。

9．白介素 -17（IL-17）、白介素 -23（IL-23） IL-17 和 IL-23 是 Th17 细胞亚群中发挥重要作用的细胞因子。IL-17 主要由活化的 CD4$^+$T 细胞产生，它可刺激成纤维细胞、角质形成细胞、内皮细胞分泌各种细胞因子。白癜风患者外周血 IL-17 和 IL-23 的水平均高于健康人，提示 Th17 细胞在白癜风发病过程中可能起到一定作用。

10．粒细胞 - 巨噬细胞聚落刺激因子（GM-CSF） GM-CSF 由活化的 T 细胞、巨噬细胞、成纤维细胞等产生，是黑素细胞生长的内源性促进因子。钟桂书等对比儿童寻常型与节段型白癜风患者外周血中的 GM-CSF 水平，发现寻常型患儿组 GM-CSF 水平进展期显著高于稳定期，而节段型患儿组水平无明显变化，认为寻常型白癜风患儿存在全身性 GM-CSF 水平增高，其病情的进展与 GM-CSF 水平高低变化密切相关，可能这两型白癜风的病理学机制有着本质区别[19]。研究显示，寻常型白癜风患者白斑处与非白斑处的疱液 GM-CSF 水平对比差异有显著性，而节段型患者白斑处与非白斑处比差异无显著性，寻常型白癜风患者白斑处的疱液中 GM-CSF 水平变化与皮肤色素脱失可能存在一定的相关性。局限型、泛发型白癜风患者血清 GM-CSF 水平也可出现增高，且进展期高于稳定期。有研究显示，散发型白癜风患者血清 GM-CSF 水平明显降低。因此 GM-CSF 在白癜风发病过程中起一定的作用，并与病情进展有关。

11．干扰素-γ（IFN-γ） IFN-γ可改变正常色素细胞形态，对免疫损伤敏感，IFN-γ可诱导黑素细胞表面 ICAM-1 的表达。程军民等报道，白癜风患者血清 IFN-γ水平在治疗前和治疗 6 个月后与健康人组比较有显著性差异，说明其在白癜风发病中起一定的作用，并可能与疾病的活动性有一定关系[14]。邓剑等报道白癜风患者血清及负压吸引疱液的 IFN-γ水平升高，推测 IFN-γ参与白癜风发病及发展，在自身免疫机制中起重要作用[20]。

12．肿瘤坏死因子-α（TNF-α） TNF-α是一种具有多种生物学效应的细胞因子，能够显著抑制黑素细胞增殖及降低酪氨酸酶活性。曾静等应用免疫组化、原位杂交技术对白癜风患者外周血 T 细胞 TNF-α 的表达进行了研究，结果显示白癜风患者外周血 T 细胞 TNF-α 表达水平显著增加[21]。提示 TNF-α 可能在白癜风发病机制中起一定作用，且黑素细胞膜表面存在 TNF-α 受体，由此进一步推测肿瘤坏死因子与受体（TNF-TNFR）途径可能参与了黑素细胞的凋亡。

13．转化生长因子-β（TGF-β） 肖汉龙等研究发现，白癜风患者组的血清 TGF-β水平均低于正常对照组；寻常型白癜风患者中，进展期患者血清 TGF-β水平低于稳定期患者[22]。提示 TGF-β水平的高低可能在白癜风的发病中起重要作用。血清 TGF-β水平可以作为一项判断白癜风病情活动的临床标准。

此外，黑素细胞特异性标志物 HMB45 抗原、TYR、TYR-1 及 TRP-2 在白癜风皮损中的表达水平较健康人群有较大差异[23]。其中 TYR 抗体在白癜风发生发展中起到了非常重要的作用。TYR 是一种 75kD 的含铜酶，来源于胚胎神经鞘细胞，是黑素代谢的关键酶。TYR 可保护黑素细胞免受 O^{2-} 的细胞毒作用。白癜风患者血清中 TYR 抗体的生成，是提示白癜风发病与自身免疫相关的又一有力佐证。白癜风患者血清黑素细胞抗体滴度与该病活动性和严重程度密切相关，50% 局限型白癜风患者血清中有针对黑素细胞的抗体，而泛发型白癜风则高达 93%[24]。

综上所述，白癜风皮损及血液中有一些标志物可协助明确诊断及判断疾病进程，并对白癜风靶向治疗提供理论支持，对白癜风诊疗具有重大意义。

十、白癜风的光镜和电镜检查

典型的白癜风一般容易诊断，但对于皮损不典型的或疑似病例，诊断困难时，可以选择病理检查，以明确诊断。

（一）白癜风的光镜检查

白癜风在光镜下最主要的特征是脱色斑处黑素颗粒显著减少，表皮黑素细胞减少或缺失，该特点可与白化病等相鉴别，白化病的白斑中表皮基底层中黑素细胞并不减少，但均已失去产生黑素的正常功能；白癜风脱色斑皮肤真皮浅层可观察到不同程度的表皮灶性单核细胞浸润，以淋巴细胞为主，多见于活动期白癜风，也可发生于稳定期的白癜风。活动期病变边缘还常伴有基底层细胞的液化变性、棘层细胞及真皮乳头水肿，可有海绵样结构形成，水肿严重时呈网状变性。白癜风的普通病理改变和病程有一定的关系。在疾病初始的炎症时期在皮损隆起性边缘可见到表皮水肿、棘层海绵形成、网状变性等变化。病程初期，在真皮浅层还可见到噬色素细胞。同一部位的白癜风皮损因脱色程度不同可以呈现不同的色调。Hann S K 等[24]利用光镜对三色白癜风的组织病理学进行了研究，他们从白斑处、淡褐色区、皮损周围正常皮肤和距白斑至少 5 cm 的正常皮肤取材，结果发现：淡褐色区与皮损周围正常皮肤的基底层细胞点状空泡变性、真皮表皮的炎细胞浸润和噬黑素细胞数目比白斑区和正常皮肤多；淡褐色区的黑素细胞比皮损周围正常皮肤少，而白斑区的黑素细胞少于淡褐色区，但尚可观察到一些散在的黑素细胞；淡褐色区与皮损周围正常皮肤的表皮朗格汉斯细胞明显比白斑区和正常皮肤多；三色白癜风黑素颗粒分布的致密性依次为皮损周围正常皮肤、淡褐色区及白斑区。所以，3 种颜色应为黑素颗粒变化的表现，并非黑素细胞的变化。基底层细胞空泡变性和炎性细胞浸润以黑素细胞为中心呈离心性分布，同时可见到角质形成细胞整体的破坏，提示三色白癜风中被破坏的除了黑素细胞还有角质形成细胞。

（二）超微病理检查

电子显微镜下，白癜风皮损的表现与光镜下的相似，主要表现为黑素细胞、角质形成细胞、朗格汉斯细胞的异常，其他还包括单核细胞和神经纤维的改变。

1. 黑素细胞 白斑处无黑素细胞和黑素小体，白斑边缘可以见到正常的黑素细胞，但黑素细胞内正常杆状形态的黑素小体明显减少，多呈圆形颗粒状结构，胞质中可出现空泡、脂肪变性、自噬体、黑素小体发生聚集及细胞核固缩。白斑周围正常皮肤的黑素细胞中可观察到粗面内质网的扩张、环形及同心圆粗面内质网，部分黑素细胞内的黑素小体聚集成团，并被一层单位膜包裹，与自噬体很相似，一些次级溶酶体中含黑素颗粒，可能和黑素小体的自噬有关，而远离白斑的正常皮肤中部分黑素细胞也有显著的粗面内质网扩张。

2. 角质形成细胞 白斑处角质形成细胞可有轻度空泡变性。白斑边缘处基底层和棘层下部角质形成细胞有空泡变性，以与黑素细胞相邻的角质形成细胞较为明显。较大的空泡内含有稀疏的颗粒和丝状物质，严重时细胞质内均有这种表现，残存肿胀的线粒体和少量黑素小体、桥粒和部分细胞膜消失，使空泡内颗粒和丝状物外漏到扩大的细胞间隙中；粗面内质网明显扩张。Moellmann 观察到白斑区表皮基底层及其上 1 ~ 3 层角质形成细胞间有类似游离核糖体的絮状物质沉积，称之为细胞外颗粒样物质（extracellular granular material，EGM），距白斑边缘 1～5 cm 角质形成细胞间亦有此类物质沉积，且更为显著。他认为这是变性的黑素细胞及角质形成细胞产生的 [25]。

3．朗格汉斯细胞 白斑区朗格汉斯细胞数量比边缘区增加，多位于棘层下方，呈树枝状或楔形。细胞质内质网扩张和线粒体肿胀而形成空泡。细胞核切迹加深、增多。Bitheck 颗粒减少或消失。少数朗格汉斯细胞胞质内有髓鞘样结构。有学者还观察到进展期白斑及边缘朗格汉斯细胞胞质中出现空泡，粗面内质网增多，细胞膜出现明显内折，以白斑边缘更为显著。

4．单核细胞 在白癜风的表皮和真皮中均能观察到单一核细胞的浸润。漆军等 [26] 在静止期标本中发现表皮基底层上有单一核细胞外移，其细胞核较大，细胞质相对较少，内质网少且呈细股状，线粒体较多，呈卵圆形，内室肿胀，空泡变性。高尔基复合体较发达，除无微绒毛外，与真皮浅层淋巴细胞相似。周围角质形成细胞空泡变性，桥粒消失，间隙扩大，含有稀疏的颗粒和絮状物质，下方基底膜断裂或透明板增宽、消失，致密板增宽、模糊。个别单核细胞和朗格汉斯细胞紧密并列。朗格汉斯细胞未见细胞核，无明显空泡变性，Birbeck 颗粒减少。两者细胞质膜灶性紧密连接，分辨不清。真皮浅层见多个单一核树突状细胞、少数淋巴细胞和噬黑素细胞，部分单一核树突状细胞树突较长、较多，质膜上有电子密度高的小斑块，无 Birbeck 颗粒。单一核细胞可为数个聚集，个别单一核树突状细胞紧贴在基底膜下，其细胞核和胞质已少量进入表皮基底层。

5．神经纤维改变 白癜风患者的白斑处神经纤维结构组成正常，但交界区神经纤维分布密集，Schwann 细胞增多，白斑边缘部分神经结构有异常，包括轴索膜中断，Schwann 细胞基底膜增生，细胞内核糖核蛋白颗粒、粗面内质网及线粒体明显增多，说明神经末梢有再生及退行性改变。

（三）特殊化学染色

白癜风脱色斑处皮肤经盐裂后用 Masson - Fontana 还原银染色法做特殊染色后极少可见到阳性颗粒，提示白斑处黑素的缺失，而脱色斑和周围正常皮肤交界处偶可见银染弱阳性的细胞。白癜风皮损用多巴染色后多数为阴性，偶可观察到灶性的多巴染色阳性的细胞。这些细胞较正常黑素细胞稍小，且树突不明显，胞质内染色更加弥散均匀，而不像正常黑素细胞呈颗粒状沉积。有人认为它们是未活化的黑素细胞。有研究采用用多巴氧化酶、银染、甲苯胺蓝及硫堇等方法染色，证实了毛囊中下部有未活化的黑素细胞存在，而且活化与未活化黑素细胞间可随条件不同相互转化。20 世纪初期，有研究者先后用多巴 - 甲苯胺蓝混合染色、毛囊分离多巴染色及毛囊分离扫描电镜方法观察到补骨脂光化学疗法（PUVA）治疗前后毛囊黑素细胞的变化及黑素细胞的再生过程。治疗前白斑处表皮及毛囊基底层均无活性黑素细胞的存在。治疗后毛囊中下部未活化黑素细胞分裂增殖，黑素细胞沿外根鞘表面向毛囊上部移行，到达毛囊漏斗部，并在移行过程中逐渐活化，到达表皮的黑素细胞再放射状移行至周围表皮，逐渐形成临床上可见的色素岛。

（五）免疫组织化学及原位杂交

用免疫电镜可以观察到白癜风皮损处基底膜下及胶原纤维下有清晰的阳性颗粒沉积，与光镜过氧化物酶 - 抗过氧化物酶染色（PAP 染色）显示的 IgG 和 C3 沉积部位一致。用直接免疫荧光反应可观察到约 50% 的患者表皮基底膜有 IgG 多沉积。国内普雄明等应用免疫酶选择性光热分解组织化学方法，在泛发型和节段型白癜风皮损表皮内也观察到了 IgG 和补体成分 3（C3）的沉积，两者的分布相似[27]。免疫组织化学和原位杂交技术观察到白癜风皮损处的 IgG 分布以基底细胞层及棘层下部为主，表皮中上部角质形成细胞染色逐渐变淡；整个表皮全层（角质层除外）C3 均呈弥漫强阳性反应；真皮血管及血管周围大部分炎细胞均为阳性，IgM、IgG 染色均阴性。

另外采用免疫组织化学及原位杂交法也可以发现和证实白癜风皮损处存在黑素细胞破坏或功能受损。人们常用一些和黑素及黑素细胞有关的单抗或多抗（如 HMB-45、S-100、NKU/bet、TRP-1、TYR-2、TYP 等）来研究白癜风中黑素及黑素细胞的分布，如 Poole 等用免疫组织化学方法应用一组和黑素细胞反应（包括能和无黑素产生能力反应的 NKU/beta）的各种单克隆和多克隆抗体证实，白斑区黑素细胞确实缺失而非失活[28]。1995 年，Dippel E 等用免疫组织化学的方法发现白癜风皮损中不能检出黑素细胞分化早期表达的分子受体[29]。这个结果再次证实白癜风皮损中即使是无功能性的幼稚黑素细胞也是缺乏的。我国苏宝山等人采用原位末端标记法（TUNEL）对白癜风皮损的石蜡切片进行检测，发现白癜风损害中心及其边缘的棘层、基底层、毛囊基部的细胞核上有阳性颗粒状物沉着，特别是棘层的角质形成细胞及基底细胞层的黑素细胞核膜附近有圆形、新月形阳性物质，而正常皮肤为阴性，表明白癜风皮损局部有黑素细胞凋亡[30]。细胞凋亡与坏死在形态、生化水平、分子水平均存在极大的差异，凋亡细胞表现为核染色质浓缩、解聚及胞质凸起并脱落成为凋亡小体，这是由于细胞发生凋亡的早期，细胞质内钙离子浓度升高，激活某些钙依赖酶，使 DNA 断裂，胞质内蛋白质发生交联，并破坏细胞骨架。

参考文献

[1] Bae J M，Han T Y. A grayscale photograph with high dynamic range taken under a Wood's lamp for better recognition of vitiligo lesions. Journal of the American Academy of Dermatology，2017，76（3）：e89-e90.

［2］ Wang Y J，Chang C C，Cheng K L. Wood's lamp for vitiligo disease stability and early recognition of initiative pigmentation after epidermal grafting. International Wound Journal，2017.

［3］ 孟如松，蔡瑞康，孟晓，等. 皮肤镜图像分析技术用于白癜风的诊断与疗效观察. 中国体视学与图像分析，2009，14（4）：357-362.

［4］ Thatte S S，Khopkar U S. The utility of dermatoscope in the diagnosis of evolving lesions of vitiligo.Indian J Dermatol Venereol Leprol，2014，80（6）：505-508.

［5］ 孟如松，赵广，蔡瑞康，等. 偏振光皮肤镜在白癜风早期诊断及与其他色素减退斑鉴别中的应用. 中华皮肤科杂志，2009，42（12）：810-813.

［6］ 刘雪，张峻岭，刘晓洁，等. 皮肤镜动态监测白癜风63例治疗后色素恢复情况. 中国皮肤性病学杂志，2015，29（2）：148-150.

［7］ 刘涛，许爱娥. 临床特征和皮肤CT特征判定白癜风分期. 中华皮肤科杂志，2015，48（6）：404-407.

［8］ 李伟. 反射式共聚焦扫描显微镜在白癜风分期中的应用：初步研究. 安徽医科大学，2013：1-46.

［9］ 许爱娥，乔崇年，李一沧，等. 白癜风患者血小板的研究. 临床皮肤科杂志，1994（3）：126-127.

［10］ Yagi H，Tokura Y，Furukawa F，et al. Vitiligo with raised inflammatory borders：Involvement of T cell immunity and keratinocytes expressing MHC class II and ICAM-1 molecules. European Journal of Dermatology,1997,7（1）：19-22.

［11］ Dwivedi M，Laddha NC，Shah K，et al. Involvement of interferon-gamma genetic variants and intercellular adhesion molecule-1 in onset and progression of generalized vitiligo. J Interferon Cytokine Res，2013，33（11）：646-659.

［12］ Strassner J P，Rashighi M，Ahmed R M，et al. Suction blistering the lesional skin of vitiligo patients reveals useful biomarkers of disease activity. Journal of the American Academy of Dermatology，2017，76（5）：847.

［13］ 张勇. SCF/KIT途径在单频准分子光治疗白癜风中的作用研究. 复旦大学，2007：1-88.

［14］ 程军民，周秀娟，张玉红. 白癜风患者治疗前后血清IL-2、IL-4和IFN-γ检测的临床意义. 放射免疫学杂志，2010，23（5）：505-506.

［15］ 解春桃. 白癜风患者治疗前后血清IL-2、sIL-2R、TNF-α和外周血B细胞及T淋巴细胞亚群检测的临床意义. 放射免疫学杂志，2007，20（5）：412-414.

［16］ 隋连金，戎丽娟，王炜. 白癜风患者血清相关细胞因子的检测. 中国麻风皮

肤病杂志，2006，22（5）：386-388.

[17] 魏玉平，白瑛，陈雪红，等．白癜风患者外周血 IL-2、IL-4、TNF-α 的测定及临床意义．中国麻风皮肤病杂志，2004，20（1）：43-44.

[18] 刘志军，梁晓红，唐显华．细胞间黏附分子 1 和白介素 10 与白癜风的相关性．中南医学科学杂志，2011，39（2）：173-175.

[19] 钟桂书，史丙俊，熊霞．儿童白癜风 250 例外周血白介素 -6 和粒细胞 - 巨噬细胞集落刺激因子的检测．中国皮肤性病学杂志，2010，24（4）：318-320.

[20] 邓剑，向成玉，邓正华．白癜风患者血清及负压吸引疱液 IL-18 和 IFN-γ 的检测．中国现代医学杂志，2005，15（21）：3271-3272，3275.

[21] 曾静，张启国，方春红，等．肿瘤坏死因子 -α 及其受体在白癜风患者皮损中的表达．中国皮肤性病学杂志，2006，20（7）：409-410，415.

[22] 肖汉龙，罗建华，闫军峰，等．白癜风患者血清中转化生长因子 β 水平的研究．中国中西医结合皮肤性病学杂志，2011，10（1）：29-30.

[23] Tan C，Zhu W Y，Yan L U．Immunohistochemical study on HMB-45，tyrosinase and TRP1 in the residual melanocytes of vitiligo．Journal of Clinical Dermatology，2003，32（7）：376-378.

[24] Hann S K，Kim Y S，Yoo J H，et al. Clinical and histopathologic characteristics of trichrome vitiligo. Journal of the American Academy of Dermatology，2000，42（4）：589-596.

[25] G Moellmann，S Klein-angerer，D A Scollay，et al．Extracellular Granular Material and Degeneration of Keratinocytes in the Normally Pigmented Epidermis of Patients with Vitiligo．Journal of Investigative Dermatology，1982，79（5）：321.

[26] 漆军，许铣，庄国康，等．寻常型白癜风皮损的超微结构研究．解放军医学杂志，1999，24（1）：35-37.

[27] 普雄明．泛发型和皮节型白癜风免疫组化比较观察．新疆医学，1996（1）：29-30.

[28] Le Poole TC，van den Wijngaard RM，Westerhof W，et al．Presence or Absence of Melanocytes in Vitiligo Lesions：An Immunohistochemical Investigation．Journal of Investigative Dermatology，1993，100（6）：816.

[29] Dippel E，Haas N，Grabbe J，et al．Expression of the c-kit receptor in hypomelanosis：a comparative study between piebaldism，naevus depigmentosus and vitiligo．British Journal of Dermatology，1995，132（2）：182–189.

[30] 苏宝山，徐汉卿，刘丹亚，等．原位末端标记法对白癜风皮肤凋亡细胞的检测．中国皮肤性病学杂志，1998（5）：307-308.

第七章 白癜风的鉴别诊断

白癜风属于色素脱失性疾病，典型皮损易于诊断，但对于早期白癜风，白斑色素脱失不完全，皮损不典型，临床诊断时须与多种疾病鉴别。

一、单纯糠疹

单纯糠疹，又称白色糠疹，病因尚不清楚，流行于春季，好发于儿童或青少年，表现为面部的鳞屑性浅色斑。发病率为 30% ~ 40%。任何季节均可以发病，但以冬、春季较为明显[1]。

（一）病因病理

病因不明，现多认为是一种非特异性皮炎。可能与日晒、皮肤干燥、感染、营养不良等有关，也有观点认为与特异性体质相关。

（二）临床表现

单纯糠疹好发于面部，有时可累及颈、肩、躯干、臀及股部，皮损多呈对称性分布，初起为大小不等的淡红斑片，呈圆形或椭圆形，边缘多不明显，1 ~ 2 周后消退成浅色斑，表面粗糙干燥，覆有少量灰白色糠状鳞屑，一般无自觉症状，有时感觉轻度瘙痒。

（三）组织病理

棘层肥厚，轻度水肿，中度角化过度及斑片状角化不全，黑素减少。

（四）皮肤镜表现

皮损边缘不明显的淡白或淡红色斑，表面覆少量细小灰白色糠状鳞屑。

（五）皮肤 CT 表现

表皮棘细胞层轻度灶性海绵水肿，基底层色素略有减少，基底细胞色素环未见缺失，真皮乳头及浅层血管周围有稀疏炎性细胞浸润。

（六）鉴别要点

- 白癜风白斑颜色较明显，边界清楚，边界有色素加深，白斑表面光滑无鳞屑，可伴有白斑处毛发变白，无一定好发部位。单纯糠疹好发于颜面，色素减退，白斑颜色较白癜风浅，边界多不清，上覆少量鳞屑，冬春季好发。
- 白癜风黑素细胞消失或减少。单纯糠疹黑素细胞存在。

二、花斑糠疹

花斑糠疹，又称花斑癣或汗斑，由糠秕马拉色菌感染所致，属于皮肤浅部真菌感染性疾病，以热带、亚热带和温带多见。在我国南方居多，患者多为成人。

（一）病因病理

糠秕马拉色菌又被称为糠秕孢子菌，属于嗜脂酵母，是正常人体寄生菌。在一些特定情况下本菌由孢子相转变为菌丝相而致病。该菌为亲脂性，故好发于皮脂腺分布较多的区域。发病与高温潮湿、多脂多汗、营养不良、慢性疾病和应用糖皮质激素有关，还有一定的遗传易感性。

（二）临床表现

本病多见于男性青壮年，好发于上半身，以面颈部、前胸、肩背部、上臂、腋窝等多发。皮损开始为以毛囊为中心的点状斑疹，边界清楚，后逐渐扩大为黄豆至蚕豆大小的圆形或类圆形斑疹，可融合成片。表面被盖灰尘样或糠秕样糠屑，皮损颜色随患者肤色、病程、日晒等而异，常呈淡色，亦可呈灰色、黄色、棕色或褐色。有时皮损仅隐约可见，皮损常较密集，一般不高出皮面，有光泽，微微发亮，类似于衬衣上汗浸故称为汗斑。由于皮屑的存在，紫外线不能透过，因此，去除皮屑后，皮损常较正常皮肤淡，甚至发白而误诊为白癜风，如此，新老损害并存，深浅不一，黑白相间，形成花斑，故有花斑癣之称，当皮损好转或冬季处于不活跃、皮屑减少或消失，可遗留暂时性色素减退斑。多无自觉症状，偶有轻度瘙痒。

（三）显微镜检查

取皮损组织置于显微镜下观察，可见成簇的 3 ~ 8 μm 大小的圆形或卵圆形厚壁孢子和短粗、两头圆钝的腊肠样菌丝。用含植物油的培养基在 37℃ 培养 3 天，有奶油色酵母菌落生成。

（四）Wood 灯检查

皮损处显示棕黄色荧光。

（五）皮肤镜检查

皮损边缘清楚，表面覆盖灰尘样或糠秕样鳞屑，由于新老损害所致，在皮沟与皮脊上突现黑白相间的色素减退斑。

（六）鉴别要点

- 白癜风皮损多局限，形态大小不一，边缘色素加深，皮损区黑素细胞减少或消失。花斑癣好发于上胸部及背部，为圆形或类圆形斑疹，黑白相兼，入冬消失或减轻，组织培养后显微镜检查为糠秕马拉色菌，Wood 灯下为棕黄色荧光。

三、贫血痣

贫血痣是一种先天性疾病，是局部真皮血管先天功能异常导致持续性收缩引起的局部皮肤颜色苍白，在出生时或儿童期就已发生，也有晚发者。可发生在全身任何部位，躯干多见，终身不退。表现为苍白色、边界清楚而形态不规则的斑。贫血痣的减色斑由于血管组织发生缺陷，对儿茶酚胺的敏感性增强，血管处于收缩状态，因此摩擦患部时，减色斑本身往往不发红，周围皮肤却发红充血，使白斑更趋明显。如果此时用玻璃片压迫，周围皮肤充血退去，减色斑就不易辨认，由此可与白癜风或局限型白化病区别[3-4]。

四、无色素痣

无色素痣，又称脱色素痣，是一种常见的先天性色素减退斑，任何种族、性别均可发生[5-6]。

（一）病因病理

可能与胚胎其黑素细胞发育缺陷有关，黑素小体合成和向周围角质细胞转移受到干扰。

（二）临床表现

出生时或出生不久白斑就发病，表现为大小不一的苍白色白斑，可发生于身体的任何部位，但以躯干部最常见，往往单侧分布，可呈圆形或方形，0.5 ～

10 cm 大小，少数病例呈节段性或全身性分布。

（三）组织病理

损害部位黑素细胞的数目正常或减少，树状突发育不良，黑素体大小正常，但数目减少，黑素细胞含有自噬体，黑素小体聚集成束。

（四）皮肤镜表现

白斑边界不清，无色素加深，个别可呈锯齿状，有时可见白毛。

（五）鉴别要点

- 白癜风为后天性疾病，发病较晚；无色素痣发病早。
- 白癜风边界清楚，边界有色素加深；无色素痣，边界不明显，且无色素加深，白斑持续终生不变。
- 白癜风黑素细胞减少或消失；无色素痣黑素细胞多正常，黑素体数目减少，含有自噬体、黑素体聚集成束。

五、老年性白斑

老年性白斑又称特发性点状白斑、特发性点状色素减退、白点病，是一种老年人皮肤退行性变的表现。多见于 50 岁以上的老年人，男女发病无明显差异[7]。

（一）病因病理

本病为皮肤内黑素和多巴阳性黑素细胞减少所致。

（二）临床表现

好发于躯干、四肢。皮损为粟粒或绿豆大小的淡白或纯白色小斑点，呈圆形或卵圆形，不扩大也不相互融合，有的小白点区伴有萎缩，无自觉症状，除白点外，常伴有其他老年性皮肤改变，如皮肤萎缩、干燥、弹性降低，皱纹增多，皮下脂肪减少，老年血管瘤等。

（三）组织病理

皮损区黑素和黑素细胞数目减少。

（四）鉴别要点

- 白癜风皮损无一定好发部位，多局限，形态大小不一，边界清楚，伴有色素加深。老年白斑为粟粒至绿豆大小的白斑，呈圆形或椭圆形，好发于脚背四肢，边缘无色素增加；常伴有皮肤老化症状。

六、炎症后色素减退或脱失

炎症后色素减退或脱失可发生于任何年龄、任何部位。它不是由原发性黑素减少所致，也不是黑素细胞结构或功能的遗传缺陷所致，而是继发于炎症部位的皮肤色素减少或脱失斑。因此临床常见，皮损局限于炎症部位。本病发病机制不清楚，各种炎症性皮肤病、外伤均可引起。

（一）皮肤 CT 表现

不同炎症部位和深度表现为不同程度的黑素含量减少或消失以及环状真皮乳头完整性的破坏，并可见噬色素细胞。皮肤镜下可见色素减退或脱失，有时还可见表皮变薄、角化过度或表皮高折光物质形成的非特异性变化。

（二）鉴别要点

● 白癜风发病部位无明确的炎症性疾病史，皮损大小不等、数目不定，表现为可对称分布的圆形、椭圆形或不规则瓷白色斑片。炎症后色素减退有明确的炎症性疾病史或外伤史，皮损局限在炎症损伤部位，一般无扩大，可自愈。

七、白化病

白化病是一种先天性色素缺乏病，表现为皮肤、毛囊和眼部眉毛、睫毛、虹膜等无色素态。病变累及皮肤、毛囊、眼 3 个器官者称之为眼皮肤白化病；主要累及眼者，则称之为眼白化病。本病在世界上各种族人群均可发病患病率为 10/10 万～ 5/10 万。其中以黑种人，尤其是在以同族通婚为主的荒岛边远地区，发病率可高达 62.5/10 万。有学者报道在我国为 1/28 000[8-9]。

（一）病因病理

眼皮肤白化病主要是常染色体隐性遗传，偶有不规则的显性遗传。眼白化病则是性染色体隐性遗传。本病患者黑素细胞数目正常，色素脱失是由于酪氨酸酶先天性缺陷，黑素小体不能产生正常的黑素所致。

（二）临床表现

1. 眼皮肤白化病　临床上分为两型，即酪氨酸酶阴性型白化病和酪氨酸酶阳性型白化病。酪氨酸酶阴性型白化病患者白化程度完全，缺陷终生保持，成为终生无色素的完全型白化病；酪氨酸酶阳性型白化病患者，可随年龄的增长，在皮肤、毛发、眼睛上会出现一些色素，故又称之为不完全型白化病。眼皮肤白化病表现为全身性色素脱失，呈乳白或粉红色，皮肤柔软、细嫩、变薄，对紫外线高度敏感，紫外线敏感度较正常人高 6～12 倍。居住在热带地区的患者，往往因强烈的日光照射而皮肤皱纹增多，常伴有日光性皮炎、光化性唇炎、毛细血管扩张，也偶可发生角化病及上皮细胞肿瘤等。个别患者光照部位可发生雀斑样色素沉着等不同程度的色素再生。毛发呈白色或黄白色，纤细而柔软。瞳孔由于脉络膜缺乏色素而变红，个别呈先天性小瞳孔，巩膜透明或呈淡红色，畏光流泪，频频眨眼，眼球震颤，散光。多数患者身体其他部位健康，部分有发育不良，身材矮小，智力低下[10]。

2. 眼白化病　皮肤毛发色素正常，视网膜、巩膜黑素完全或部分缺乏而表现为虹膜透明，瞳孔发红，畏光流泪，眼珠震颤及视力下降等症状[11]。

3. 斑状白化病　本病是一种局限型皮肤和毛发的色素脱失，患处皮肤为白色或粉红色，毛发亦变白，色素脱失斑形状、大小不一，边界清楚，皮损可发于任何部位，尤以额部中央及左右最为常见，常伴有横跨发际的局限型、呈网眼状分布的白发。其他部位如上胸、腹部、上肢等处可表现为双侧性而不对称的白斑。本型常伴发聋哑、精神发育异常、兔唇以及耳、齿畸形。

（三）组织病理

黑素细胞的数量和结构正常，电镜下观察白化病皮肤，在酪氨酸酶阳性型白化病患者中，有部分黑素体含有黑素，属于第二和第四期黑素体。而酪氨酸酶阴性型白化病患者的黑素体处于第二阶段，不含黑素。

（四）鉴别要点

- 白癜风为后天性疾病，发病较晚；白化病为先天性疾病，发生在出生时。
- 白癜风多局限于身体的某一区域，白斑边界清楚，边界有色素增加；白化病多泛发，双侧性，无白斑边界色素增加。
- 白癜风一般无眼部病变；白化病多有眼部表现。
- 白癜风组织病理检查为黑素细胞减少或消失；白化病黑素细胞数目结构正常。

71

八、斑驳病

斑驳病又称图案状白皮病或斑状白化病，是一种少见的以色素减退为特征的先天性常染色体显性遗传的皮肤疾病。各种族、性别均可发病，患病率低于1/20 000[12-13]。

（一）病因病理

本病是由成黑素细胞的增殖和迁移在胚胎发育期间发生障碍所致。

（二）临床表现

临床以先天性局限型毛发及皮肤的黑素缺乏为特征。几乎所有患者在其出生时就有特征性三角形状的白色额发及该处头皮的脱色性病变，四肢常有对称性局限型色素减退斑，胸腹部也可有类似病变，白斑中可见岛屿状正常色素区，手足及背部皮肤往往正常。该病患者常伴虹膜异常、聋哑、精神发育异常、兔唇、耳道畸形等有其他畸形。

（三）组织病理

白斑区无黑素细胞，角质形成细胞内无黑素颗粒，而岛屿状正常色素区可见到正常黑素细胞，真皮表皮无炎症反应。

（四）鉴别要点

- 白癜风是后天性疾病，白斑边缘色素沉着较明显，手足等处也是白斑的好发部位，白斑形状多样，头皮白斑上的毛发虽亦可白变，但极少呈三角形形态。斑驳病出生或出生不久就发生，患者额部白斑具有典型的三角形或菱形形态。
- 白癜风可见到真皮表皮炎症反应；斑驳病病理检查无炎症反应。

九、白细胞异常白化综合征

白细胞异常白化综合征，是一种少见的遗传性疾病。由 Chediak 于 1952 年首先报道，所以又称 Chediak-Higashi 综合征，患者常有近亲结婚家族史[14-15]。

（一）病因病理

病因不明，属常染色体隐性遗传。

（二）临床表现

自幼年发病，进行性加重，皮肤上有呈花斑状色素消失。毛发稀少呈黄浅灰白色、巩膜半透明状，畏光、曝光后眼球震颤，眼底检查视网膜苍白。由于白细胞异常，常发生皮肤和呼吸道细菌性和病毒性感染，皮肤感染程度轻重不一，由表浅性脓皮病至深在性脓肿、溃疡。但常因严重感染于发育前死亡。患者体质虚弱，发热、多汗、晚期常有淋巴结、肝脾大，部分患者并发恶性淋巴瘤或因血小板减少出血死亡。

（三）组织病理

电镜下可见黑素细胞内有大而形态不规则的巨黑素体，互相融合，最大的颗粒发生变性、空泡化、黑素细胞内也含有正常的黑素体，后者可转移至角质形成细胞内。在角质形成细胞内，这些黑素体并不分散，却包装于大的吞噬溶酶体内、毛发内也有这种大而有膜的吞噬溶酶体。电镜下可见到巨溶酶体颗粒。

（四）鉴别要点

- 白癜风为后天性疾病，发病较晚。Chediak-Higashi 综合征属遗传性疾病，发病较早。
- 白癜风白斑形态大小不一，边界色素加深。Chediak-Higashi 综合征呈花斑状色素减少，伴毛发稀少，灰白或浅黄及虹膜半透明症状。
- 白癜风黑素细胞减少或消失。Chediak-Higashi 综合征发现巨黑素体，白细胞异常。

十、内眦皱裂耳聋综合征

内眦皱裂耳聋综合征，又称 Waardenburg 综合征或耳聋白发眼病综合征，是一种少见的常染色体显性遗传综合征。世界上人口发病率约为 1/42 000[16-18]。

（一）病因病理

本综合征为常染色体显性遗传，呈父子遗传形式，主要表现为神经嵴发生异常。近期研究发现本综合征的 I 型有 Pax-3/Hup2 基因（2q37）突变，II 型有 Pax-3 基因配对功能区的突变。

（二）临床表现

内眦异位、宽鼻根、融合眉毛、虹膜异常（完全或部分）、先天性感觉神经性耳聋（单侧或双侧）、白色额发或斑状白化病为本病典型的六联征。由于本病存在明显的异质性，不同的表达导致不同的临床类型。

1. Ⅰ型 即典型的 Waardenburg 综合征，有六联征的表现。

2. Ⅱ型 除没有内眦异位外，具有其余五征的表现。

3. Ⅲ型 亦称为 Klein-Waardenburg 综合征，包括斑状白化病、虹膜异色、内眦异位、耳聋、先天性上肢畸形。

4. 假 Waardenburg 综合征 表现为先天性单侧上睑下垂，虹膜异常等比例色素减退、先天性耳聋、内眦异位、淡色头发伴散在的白发、宽鼻根。

5. Waardenburg 综合征 - 眼白化病 表现为远视、内斜视、弱视、眼白化病、耳聋、白色额发和早期白发，但无内眦异位。

（三）组织病理

皮肤损害的病理类似于斑驳病。

（四）鉴别要点

● 白癜风为后天性疾病，发病较晚；Waardenburg 综合征为先天性疾病，发病较早。

● 白癜风白斑边界色素增加，无内眦异位、宽鼻根、虹膜异常等六联征的表现；Waardenburg 综合征，无白斑边界色素增加，有六联征的表现。

● 组织病理检查白癜风黑素细胞减少或消失；Waardenburg 综合征的黑素细胞结构、数目正常。

十一、苯丙酮尿症

苯丙酮尿症，又称 Folling 病或苯丙酮酸性精神幼稚病，是一种少见的遗传性疾病。发病率为 1/1000 万 ~ 1/2000 万 [19-20]。

（一）病因病理

患者由于缺乏苯丙氨酸羟化酶，苯丙氨酸不能转化为酪氨酸，以致苯丙氨酸积蓄于血液中，尿中有苯丙酮酸与苯乙酸排出。也有约 10% 的病例苯丙氨酸羟化酶水平并不低，而是由于二氢生物蝶呤的生物合成有缺陷，或二氢蝶呤还原酶不足所致。由于大量苯丙氨酸及其酮酸积蓄于血和脑脊液内，从而造成婴儿神经系统的损害、抑制酪氨酸 - 酪氨酸酶反应过程，导致酪氨酸代谢障碍，黑素合成减少，从而引起皮肤、毛发、虹膜的色素减退。

（二）临床表现

患者皮肤、毛发、虹膜变浅、大多数伴有异位性皮炎、硬皮病性损害，并出现进行性神经症状，如癫痫发作、震颤、奇怪行为、智力低下、脑电图异常等。患者骨骼也出现异常，表现为小头、门齿间隙加宽、并指（趾）、扁平足、身材矮小。幽门狭窄的发病率提高，免疫球蛋白可能降低。由于苯丙酮酸、苯乳酸、苯乙醛和二酰谷氨酰胺等从尿及汗液中排出，故患者身上会有鼠尿气味。

（三）实验室检查

尿苯丙酮酸检查阳性，血清苯丙氨酸 10 ～ 60 mg/ml。

（四）鉴别要点

- 白癜风为后天性疾病，发病较晚；苯丙酮尿症为遗传性疾病，发病较早。
- 白癜风为形态大小不一的白斑，多局限某一部位；苯丙酮尿症多为泛发型的色素减退。
- 白癜风无进行性神经症状，骨骼异常；苯丙酮尿症多有相关异常。
- 实验室检查：白癜风患者尿苯丙酮酸、血苯丙氨酸正常；苯丙酮尿症两者均呈阳性升高。

十二、灶性真皮发育不全

灶性真皮发育不全为中胚叶与外胚叶结构发育障碍，主要见于女性。1920 年由 Jessner 首次报道，1962 年 Goltz 报道 3 例并载入文献，命名本病为灶性真皮发育不全。

（一）病因病理

由基因突变引起，但有些病例有家族史，其家系谱显示为 X-连锁显性遗传。

（二）临床表现

皮肤上有边界清楚的皮肤变薄、表皮凹陷区。在某些部位脂肪可通过真皮缺陷区向外突出形成脂肪疝，呈柔软的黄色结节，线状排列。在臀、股、腋部还可看到线状或蛇行排列的色素减退或色素增加斑，伴网状和筛状萎缩，毛细血管扩张和红斑。在唇、肛门、阴道开口周围有小的红色进行性发展的乳头瘤，其他皮肤表现有风团、皮肤划痕症、水疱、跖部角化、嘴角周围放射沟纹、出汗异常、光敏感等。指（趾）骨变化，出现无指、缺指、并指，脊柱也常受累及。此外、有右锁骨发育不全，头颅发育不对称等。牙齿发育不良、表现其数量和形态异常，如小齿、生长缓慢、牙齿变形、缺齿等。毛发稀少而易脆裂，甚至毛发完全缺如，耻骨及两腋部可见斑状脱毛区，可有甲缺如、结构异常。眼部常受累，虹膜、睫状体、视网膜或整个眼球缺陷，偶有小眼球或一侧眼发育不良，泪管异常等。耳变形、耳软骨缺陷，可伴耳聋。约有 1/3 病例有矮小身材、精神发育迟缓。

（三）组织病理

在较严重的部位，表皮正常，真皮不发育，完全被脂肪组织代替。在损害较轻的部位，在真皮血管及附属器周围仍可见少量的狭纤维结缔组织带，但胶原纤维少，呈低发育状。

（四）鉴别要点

- 白癜风为后天性疾病，一般发病较晚，白斑出现前较少有明显的炎症性表现，即极少出现红斑；灶性真皮发育不全多在出生时即发病，色素减退斑出现前就有条纹状红斑和或丘疹。
- 白癜风没有甲和骨骼的病变；灶性真皮发育不全可有甲发育不全、骨骼畸形、牙釉质发育不全等表现。

十三、伊藤色素减少症

伊藤色素减少症，又称无色性色素失禁症。大多数病例为散发型。男女比例为 1 : 2.5[25-26]。

（一）病因病理

本病可能为常染色体显性遗传，但也有人认为与遗传无关。部分患者的外周血淋巴细胞和真皮成纤维细胞中有染色体嵌合现象，最常见异常为二倍体、三倍体、18- 三体和 12P- 四体，嵌合现象可能是由本病系 2 个具有不同色素潜能细胞克隆移行发育所致。

（二）临床表现

大多数患者的皮损在出生时即有或在 1 岁内出现，婴儿期内损害范围增大，较大年龄时可自发性恢复色素沉着。损害为奇怪的条纹状、漩涡状、泼墨状白斑，类似大理石花纹，分布广泛，好发于躯干、四肢、头面部的一侧或双侧，不对称，无自觉症状，早期损害有蔓延至未被侵犯部位的倾向。

（三）组织病理

色素减退区的黑素细胞正常或减少，基层内黑素含量降低，真皮不见炎症细胞或嗜黑素细胞。

（四）鉴别要点

- 白癜风为后天性疾病，发病较晚；伊藤色素减少症为先天性疾病，发病较早。
- 白癜风皮损多局限，边界清楚，边缘色素加深；伊藤色素减少症白斑部相对性多汗，形态为奇怪的条纹状、漩涡状、泼墨状，类似于大理石，分布广泛。
- 白癜风除皮损外多无伴随症状；伊藤色素减少症多伴有智力低下、癫痫、听力障碍、张力减退、斜视、近视等。

十四、特发性滴状色素减退症

特发性滴状色素减退症，又称播散性豆状白皮病，是一种原因不明的多发性滴状色素减退斑。1966 年美国 Cummings 等报道在该院黑种人住院患者患病率为 54%[27-29]。

（一）病因病理

有人认为本病的发生可能与衰老过程、内分泌变化或日光照射有关。

（二）临床表现

男女老幼均可罹患，但以中老年居多，皮损为圆形或多角形的淡白或纯白色斑点，界限大都清楚，但亦可模糊；直径 0.1 ~ 0.8 cm，少数可达 2 cm；数目由一个至数百个不等，四肢与躯干均可累及，但发生在手足和面部者少见。白斑的表面光滑，有的稍凹陷，散在性分布，长期存在，可随年龄的增长而逐渐增多，斑点密集时可相互融合而呈不规则形，毫无自觉症状。

（三）组织病理

表皮基层可见多巴染色阳性的黑素细胞，但与正常皮肤相比，其反应强度减弱，在黑素体中的黑素沉积显著减少。

（四）鉴别要点

- 白癜风的白斑常较大，不凹陷，边缘可有色素增加；特发性滴状色素减退症白斑常较小，有凹陷。

● 白癜风黑素细胞减少或消失；特发性滴状色素减退症白斑为黑素细胞减少，表皮萎缩。

十五、结节性硬化病

结节性硬化病，又称 Bourneville 病，是一种由单一常染色体显性基因遗传所引起的复合性发育不良[30-32]。

（一）病因病理

本病属常染色体显性遗传，但外显率不完全，主要病变为结缔组织结构缺陷，可能因胚胎细胞分化障碍所致。

（二）临床表现

本病以皮肤损害、智力不足及癫痫为主症。但这三大病症不一定同时存在，出现的时间与严重程度也不一致。除皮肤与中枢神经系统常有病变外，眼、心、肾、肺、骨骼也可被侵犯。皮肤损害为面部血管纤维瘤，常在 3 ～ 10 岁间发生，偶有出生时发病者，发育期后迅速增多，好发于鼻唇沟，随后波及鼻和颊部，呈蝶状分布，很少单侧发病。偶或扩及前额、颞颥部、下颌和颈部，甚至眼睑，表现为散在淡黄或淡红色丘疹，表面光滑发亮，可见扩张毛细血管，压之褪色，直径约 1 ～ 10 mm。甲周纤维瘤见于半数患者，有时为本病的唯一症状，常在发育期后发生，自甲皱或甲根部长出淡红至褐色、坚韧性瘢痕疙瘩样纤维瘤，直径约为 5 ～ 10 mm，或更大，常为多发。鲛鱼皮样斑块，约见于 70% 左右患者，常与面部血管纤维瘤同时发生。多在躯干特别是腰骶部单个或多发，直径自数毫米至 5 ～ 6 cm，呈不规则形，叶状脱色斑，常在出生时即有，亦可为本病的唯一症状，多发生在躯干，特别是足、臀部，数个至数十个，散在分布，表现为卵圆形、条形、叶状，大小不一的色素减退斑，在滤过紫外线下特别明显。癫痫大都在 2 岁内发生，初起可表现为婴儿痉挛，以后变成为全身性发作，智力障碍，有的患者可表现为人格或行为异常，情绪紊乱与精神分裂，眼部有视网膜晶状体瘤、其他有小眼球、突眼、青光眼、晶体混浊以及脑部损害、肾肿瘤等。

（三）组织病理

可见酪氨酸酶活性异常的黑素细胞，面部血管纤维瘤者可见真皮内毛细血管扩张、胶原纤维增殖，某些成纤维细胞大而呈星状，似胶质细胞。

（四）鉴别要点

- 白癜风为后天性疾病，发病较晚；结节性硬化病为遗传性疾病，发病较早。
- 白癜风白斑形态大小不一，边界色素加深；结节性硬化病为叶状脱色斑，多表现为卵圆形、条形叶状，常伴有面部和（或）甲周血管纤维瘤、癫痫、智力障碍、眼部及内脏损害。
- 白癜风组织病理为黑素细胞减少或消失；结节性硬化病的色素减退斑可见酪氨酸酶活性异常的黑素细胞。

十六、硬化性萎缩性苔藓

硬化性萎缩性苔藓，又称硬皮病样扁平苔藓、白点病、白色苔藓或萎缩性慢性苔藓样皮炎，是一种病因未明的少见皮肤病，多见于女性、中年人[33-35]。

（一）病因病理

病因不明，女性患者既往可能有阴道炎史，男性患者常见于未做过包皮环切者，提示感染可能有激发作用。又因本病多见于女性绝经期或青春期，青春期后可自然好转，似与内分泌有关。

（二）临床表现

好发于颈侧、锁骨上窝、胸背上部、腹部（特别是脐周）、腋窝、手腕屈侧，皮损初为火柴头至豌豆大小，稍高出皮肤，平顶、呈角状粉红色丘疹，伴有明显的红色边缘，质地柔软，以后发展成为典型的硬化性萎缩性苔藓、丘疹，呈瓷白色、象牙色、黄色或珍珠母状，质地变得坚实，逐渐平伏。有时丘疹表面有小的角质栓塞性黑点；用力剥除后，留下一幽谷状凹陷。尚有不同程度的白斑，亦呈白色，边界清楚，常对称分布，损害发展到后期，丘疹和斑片平伏，甚至下陷，呈羊皮纸样外观，一般无自觉症状，有轻度瘙痒。

（三）组织病理

皮肤角化过度，毛囊口和汗管口有角质栓。颗粒层变薄但完全存在。在角化过度明显处，颗粒层可增厚，棘层减少，表皮突明显减少或完全消失。基层细胞不呈圆柱状，而为立方形，液化变性，表皮下和真皮上 1/3 处胶原纤维水肿和角质化，不易着色。可有毛细血管扩张，弹力纤维减少或消失。典型皮损在真皮中层血管周围可见有带状或片状淋巴细胞浸润。

（四）鉴别要点

- 白癜风无一定好发部位，皮损形态大小不一，不高出皮肤边界，有色素增加；硬化性萎缩性苔藓，好发于颈侧、脐周、腋窝等处，皮损初期高出皮肤，后期变平甚至凹陷。
- 白癜风为黑素细胞减少或消失；硬化性萎缩性苔藓为角化过度，毛囊口和汗管口有角质栓，颗粒层肥厚，棘层减少，基层细胞变为立方形且液化，表皮突减少或消失。

十七、黏膜白斑

黏膜白斑是口腔和女阴黏膜上的大小、形态不同的表浅白斑，且伴有一定的组织病理变化[36-37]。

（一）病因病理

1. 口腔白斑　慢性刺激如吸烟，特别是抽烟斗或嚼烟者，食过多香料或过热的食品，不讲究口腔卫生、龋齿、义齿（假牙）等均可能成为诱因。如白斑发生在下口唇，可能为慢性光源性唇炎诱发。

2. 女阴白斑　可无任何原因而自然发生，或为原发性萎缩或硬化萎缩性苔藓的并发症，或由任何较久的局部刺激如萎缩或持久的表皮损伤所引起。

（二）临床表现

1. 口腔白斑　40～70岁男性较多见，多发生于口腔内舌和唇黏膜、硬腭、齿龈等处。形态大小不一，从点滴状到小斑片，为乳白色，微微发亮，边界鲜明，早期白斑光滑如薄膜，晚期白斑变厚，粗糙不平。伴有糜烂、脱屑，无自觉症状，对热或刺激性食物比较敏感，如除去病因，多数可以消退，4%～6%可能癌变。

2. 女阴白斑　常见于中老年妇女，以肥胖者多见，好发于阴蒂、小阴唇大阴唇内侧；可发生于原发性萎缩，硬化性萎缩苔藓样受损伤或完全正常的黏膜上，损害边缘鲜明，为白色或灰白色的肥厚性斑或斑片，形态不规则，触之平滑或粗糙，数目1个或数个，自觉瘙痒、伴裂隙时则有痛感。本病变化较大，可突然增大或消失，如有裂隙或溃破则表示有异变，约2%可发展为鳞癌。

（三）组织病理

典型者为角化过度或角化不全，间伴有棘层肥厚，或有淋巴细胞、浆细胞或组织细胞浸润。少数有发育障碍，核分裂活跃和多形性细胞浸润等表皮异常。

（四）鉴别要点

- 白癜风皮损边界色素增加，白斑平滑；黏膜白斑无边界色素增加，除去病因后病情可得以缓解；女阴白斑有局部奇痒，皮损仅限于黏膜部位。
- 白癜风黑素细胞减少或稍失；黏膜白斑为角化过度或角化不全，间有棘层肥厚，淋巴细胞和组织细胞浸润。

参考文献

[1] 陈为兰. 检测花斑癣菌的两种方法比较. 中华皮肤科杂志, 2003, 36 (8): 472.

[2] Veasey JV, Avila RB, Miguel BAF, et al. White piedra, black piedra, tinea versicolor, and tinea nigra: contribution to the diagnosis of superficial mycosis. An Bras Dermatol. 2017, 92 (3): 413-416.

[3] Marque M, Roubertie A, Jaussent A, et al. Nevus anemicus in neurofibromatosis type 1: A potential new diagnostic criterion. Journal of the American Academy of Dermatology, 2013, 69 (5): 768-75.

[4] Ahkami R N, Schwartz R A. Nevus anemicus. Dermatology, 1999, 198 (4): 327-329.

[5] 黄博, 许爱娥. 无色素痣的研究进展. 国际皮肤性病学杂志, 2007, 33 (4): 233-235.

[6] 黄博, 李永伟, 王平, 等. 无色素痣的病理和超微结构观察. 中华皮肤科杂志, 2008, 41 (1): 52-53.

[7] 刘玮, 牟宽厚, 韩丹, 等. 白癜风与老年性白斑临床特征和皮损超微结构比较. 中国皮肤性病学杂志, 2016 (8): 793-795.

[8] Summers CG. Albinism: classification. clinical characteristics. and recent findings. Optom Vis Sci, 2009, 86 (6): 659-662.

[9] Albinism database: Mutations of gene associated with albinism[DB/OL]. Albinism database (US). (2009-09-21) [2011-09-01]. http: //albinismdb. Med. umn. Edu. html.

[10] Simeonov DR, Wang X, Wang C, et a1. DNA variations in oculocutaneous albinism: an updated mutation list and current outstanding issues in molecular diagnostics. Hum Mutat, 2013, 34 (6): 827-835.

[11] Kamaraj B, Purohit R. Mutational analysis of oculocutaneous albinism: a compact review.Biomed Res Int, 2014, 2014 (1): 905472.

[12] 邓伟平, 陆春. 斑驳病的研究进展. 国外医学（皮肤性病学分册）, 2004,

30（5）：303-305.

[13] Syrris P，Heathcote K，Carrozzo R，et al. Human piebaldism：six novel mutations of the proto—oncogene KIT. Hum Mutat，2002，20：234.

[14] Rudramurthy P，Lokanatha H. Chediak-Higashi Syndrome：A Case Series from Karnataka，India. Indian J Dermatol，2015，60（5）：524.

[15] Introne W J，Westbroek W，Golas G A，et al. Chediak-Higashi Syndrome［M］// GeneReviews™.

[16] Adam M P，Ardinger H H，Pagon R A，et al. Waardenburg Syndrome Type I ［M］// GeneReviews™. PubMed，1993：21.

[17] Belghmaidi S，Belhoucha B，Hajji I，et al. Waardenburg syndrome. Fr Ophtalmol. 2016，39（10）：886-887.

[18] Pattebahadur R，Singhi S，Maharana PK. Waardenburg-Shah Syndrome：a rare case in an Indian child. BMJ Case Rep，2016.

[19] Brown CS，Lichter-Konecki U. Phenylketonuria（PKU）：A problem solved? Mol Genet Metab Rep，2015，29（6）：8-12.

[20] Bayat A，Møller LB，Lund AM. Diagnostics and treatment of phenylketonuria. Ugeskr Laeger，2015，177（8）.

[21] 赵淑肖，陈强，孙惠琪，等. 局灶性真皮发育不全综合征 1 例. 临床皮肤科杂志，2002，31（5）：319-320.

[22] Temple IK，MacDowall P，Baraitser M．Focal dermal hypoplasia（Goltz syndrome）. Med Genet，1990，27（3）：180-187.

[23] Ishii N，Baba N，Kanaizuka I. Histopathological study of focal dermal hypoplasia（Goltz syndrome）. Clin Exp Dermatol，1992，17（1）：24-26

[24] Coughlin CC，Dunbar SW，Bayliss SJ，et al. Focal preauricular dermal dysplasia in a newborn. Pediatr Dermatol，2013，30（6）：e259-e260.

[25] 向欣，孙玉娟，王忱，等．伊藤色素减少症五例. 实用皮肤病学杂志，2014，（1）：74-75.

[26] 郑承宁，周忠蜀. 伊藤色素减少症研究进展. 国际儿科学杂志，2016，43（9）：704-706，707.

[27] Kakepis M，Havaki S，Katoulis A，et al. Idiopathic guttate hypomelanosis：an electron microscopy study. Eur Acad Dermatol Venereol，2015，29（7）：1435-1438.

[28] Errichetti E，Stinco G. Dermoscopy of idiopathic guttate hypomelanosis. Dermatol，2015，42（11）：1118-1119.

[29] Lal K，Kazlouskaya V，Elston DM. What is your diagnosis? Idiopathic guttate

hypomelanosis. Cutis，2015，96（3）：156，184-185.

[30] Penha D. Tuberous sclerosis complex：imaging the pieces of the puzzle. Radiol Bras，2017，50（1）：IX-X.

[31] Rubilar C，López F，Troncoso M，et al. Clinical and genetic study patients with tuberous sclerosis complex. Rev Chil Pediatr，2017，88（1）：41-49.

[32] Yrigollen CM，Pacini L，Nobile V，et al. Clinical and Molecular Assessment in a Female with Fragile X Syndrome and Tuberous Sclerosis. J Genet Disord Genet Rep，2016，5（3）：1-15

[33] 常建民. 硬化性萎缩性苔藓. 临床皮肤科杂志，2005，34（11）：717-718.

[34] Smith YR，Haefner HK. Vlllvar lichen sclerosus：pathophysiology and treatment. Am J Clin Dermatol，2004，5（2）：105-125.

[35] 褚美琴. 硬化性萎缩性苔藓1例. 中国皮肤性病学杂志，2012，26（12）：1150.

[36] 刘桂香，孟凡红，朱玉英. 口腔粘膜白斑临床特点与治疗观察. 全科口腔医学电子杂志，2017，4（3）：18-19.

[37] Shanbhag VKL. New definition proposed for oral leukoplakia.Dent Res J(Isfahan)，2017，14（4）：297-298.

83

第八章 白癜风的治疗

基于多种诊断工具的应用和医师丰富的临床工作经验，白癜风的诊断并不困难，但由于其病因和发病机制至今不清，其治疗仍然有一定的困难。随着现代医学的发展，白癜风的治疗方法和药物种类繁多，临床上常采用两种或多种方法联合治疗，全身治疗和局部治疗相结合使用。

一、白癜风的治疗原则

近年来，对白癜风还没有根治性的办法和药物。一般皮肤泛发的进展期白癜风患者，可采用口服糖皮质激素等免疫调节剂、光化学疗法等；皮损面积小而且病情稳定的患者，可以选择黑素细胞自体移植、自体小皮片移植等手术治疗。总之，无论采取何种治疗方法，都应该遵循早发现、早诊断、早治疗，分期治疗，综合治疗的治疗原则。

白癜风初发时，治疗是相对容易的。初发 1～2 个月的白斑，往往治疗 3 个月可以基本消失。因为初发的白斑，皮损内尚存在未被完全破坏的黑素细胞，在这个时候治疗可以使白斑基底层的黑素细胞得到修复、分裂增殖、分泌黑素并经树状突输送到表皮各层，达到较好的治疗效果。同时，初发的白斑面积较小，周围皮肤的黑素细胞可以向白斑区移行，也有助于白斑迅速消失。病程超过 1 年者，疗程则相对延长；病程达到数年甚至数十年者，由于白斑内基底层的黑素细胞完全被破坏，甚至毛囊内的黑素细胞也被破坏殆尽，治疗就相对困难许多。所以早发现、早诊断、早治疗是治疗白癜风的一个重要原则。

白癜风在病程上可以分为稳定期和进展期，治疗时需要明确分辨病程时期，针对不同时期疾病特点采用合适的治疗方法，灵活用药。在白癜风进展期，白斑扩大增多，此时适合以内治为主，调整机体的免疫功能、内分泌功能，同时治疗并控制其他疾病（如甲状腺疾病、糖尿病、肝病等）。在白癜风进展期，切不可选择强烈的日光照射和紫外线照射，以免加重黑素细胞的自身破坏，同时也不能外用强烈的刺激性药物（5-氟尿嘧啶、氮芥、补骨脂等），以免产生局部刺激反应，损伤黑素细胞，加重免疫紊乱，造成皮损扩大、增多。稳定期白斑，尤其是小面积的稳定期白斑，适合以光疗配合外用药治疗为主，白斑稳定 3 个月以上者还可以考虑进行外科治疗。由此可见，分清病程时期对白癜风的治疗效果有决定性意义，分期治疗是白癜风的又一重要治疗原则。

由于白癜风的发病原因是复杂的、多方面的，各种因素又相互影响，互为因果，其具体的发病机制尚未完全阐明，因此单一的疗法或药物的治疗效果往往是有限的，疗程也相对较长，治愈率较低。在现阶段，对白癜风的治疗常选择两种或以上的药物和方法联合治疗，尤其以 308 nm 准分子激光治疗为基础治疗，并根据病情病程配合使用糖皮质激素系统给药或局部外用，以及他克莫司等钙调磷酸酶抑制剂外涂或联合其他治疗手段（如二氧化碳点阵激光、火针疗法等）。因此，治疗白癜风时强调坚持综合治疗，即内服与外治结合，中西医结合，药物治疗和物理治疗或其他疗法结合。

二、白癜风治疗效果影响因素

白癜风的临床治疗效果个体差异较大，即使同一个体，在不同时期、不同部位的疗效也有显著差异。影响白癜风疗效的因素有多个方面。

（一）黑素细胞分布

人体的黑素细胞数量分布、活跃程度的差异影响白癜风的治疗效果。人体全身表皮基底层有 2 万亿左右个黑素细胞，分布在人体不同部位且数目各不相同，在阴部、包皮处最多，约 2400 个 /cm^2，其次是头皮约 2000 个 /cm^2，躯干部位密度最小，约 900 个 /cm^2，其他部位皮肤约有 1000 个 /cm^2。不同部位黑素细胞的数目和活动性的显著差异造成了不同部位的肤色差异，当然亦影响了不同部位白癜风的治疗效果。例如，面部的黑素细胞分布密度大、活动性强、代谢旺盛，所以治疗效果相对较好，疗程也相对较短，尤其是在初发期，白斑治疗后往往可在短时间内复色。腹部的皮肤黑素细胞分布较少，活动性低，治疗效果就比头面部及颈部差，疗程也长。

（二）毛囊分布

皮肤表面的毛囊分布疏密也影响白癜风的治疗效果。正常皮肤（包括毛囊外根鞘上部）的黑素细胞是一种有功能的细胞，能合成黑素。而在毛囊外根鞘下部还存在一种无活性黑素细胞，正常情况下不能合成黑素，但当其受到某种刺激或生理需要时能转化为有功能的黑素细胞产生黑素。有学者认为白癜风患者虽然表皮的黑素细胞被破坏、消失，但毛囊外根鞘中、下部无活性的黑素细胞却未被累及。白癜风皮损区毛囊外根鞘中、下部的无活性黑素细胞依然存在，其数量和功能与正常皮肤相近。因此治疗时，药物或紫外线疗法可能通过刺激这些无活性黑素细胞，使之发生分裂、增殖，并逐渐向毛囊口和毛孔周围皮肤移行，所以出现以毛囊为中心的"色素岛"，正是这些"色素岛"的不断增多扩大，相互融合，最后完全覆盖白斑，恢复正常肤色。由此可见白癜风患者，尤其是大面积的白斑损害，复色时的黑素细胞主要来源于毛囊外根鞘中、下部的无活性黑素细胞。所以一般毛囊分布密集的部位，白斑易复色，治疗效果佳，而毛囊分布稀疏的部位，白斑复色慢，治疗效果差。当白斑区的毛发也受累及变白时，表明白癜风在进展过程中将毛囊中储备的黑素细胞也破坏或耗尽了，此种皮损治疗相当困难。对于无毛皮肤，如口唇、指尖、乳头、龟头等部位的白斑，一般药物治疗是无效的，可选择手术治疗或光疗等物理治疗，但治疗效果也往往不佳。

（三）病程

病程的长短也影响白癜风的治疗效果。一般来说，病程短者容易治疗，病程长者治疗困难。病程短者，白斑区内黑素细胞还没有被完全破坏，毛囊部位也有足量的储备黑素细胞。而病程长者，白斑区内的黑素细胞被完全破坏，仅靠毛囊根部中、下部位的无功能黑素细胞的活化、增殖，复色往往耗时漫长，治疗也相对困难。如果病情已经发展到毛发也变白时，治疗就非常困难，甚至是无效的。因此应早发现、早诊断、早治疗，把握好白癜风的最佳治疗时机对白癜风的治疗很重要。

（四）白斑面积

白斑的面积也和白癜风的治疗效果直接相关。面积大的白斑难治，面积小的相对易治。白斑面积的大小同样与皮肤内黑素细胞的破坏程度有关，同时也在一定程度上反映机体免疫和内环境的失衡状态。另外，小面积的皮肤损害，其白斑边缘的正常皮肤黑素细胞可向白斑中心匍匐推移扩展；而大面积的白斑周围正常皮肤较少，只能依靠损害内毛囊球部的黑素细胞活化、增殖和移行，因此治疗要困难很多。

（五）年龄和体质

患者的年龄和体质对白癜风的治疗效果也有影响。年龄小者，治疗效果明显，容易治疗；年龄大者，治疗困难。这可能与不同的致病原因以及机体的代谢状态有关，也与不同年龄黑素细胞与毛发的密度、功能有关。人的头发在 15 ～ 30 岁生长最快。老年人头发生长缓慢，其毛囊上皮细胞包括黑素细胞的活动性都降低。另外，随着年龄的增加，皮肤和毛囊内有活性的黑素细胞也逐渐减少，每 10 年皮肤中的黑素细胞数目减少 8% ～ 10%。到了更年期，由于体内激素变化，内分泌失调，可导致白癜风的发生、加重或复发，甚至难以控制。

（六）精神心理因素

　　患者的精神心理因素是影响白癜风治疗效果的又一重要因素。在近年的研究中，白癜风被归为皮肤科的身心疾病。精神因素又是很多白癜风患者的发病诱因之一，已经证实心理状态变化可使白斑发展、加重，影响治疗效果。精神心理压力引起患者免疫系统、神经系统和内分泌系统的变化，不利于药物治疗、光疗等发挥作用。白癜风本身造成的毁容性损害就会造成患者自卑、愤怒、不安等负面情绪，也不利于治疗。很多患者对治疗盲目悲观或期望过高也会引起患者焦虑、急躁等，造成治疗效果不佳或失败。所以临床上应对白癜风患者进行安抚和心理疏导，帮助患者建立正确的治疗观念，保持患者的心情愉快、情绪稳定，对白癜风的治疗工作也十分必要。

（七）其他影响白癜风治疗效果的因素

　　其他影响白癜风治疗效果的因素还有饮食、作息、外伤、环境污染等。一些患者在就诊时，能够明确讲述其是在饮酒后或食用海鲜后出现白斑或白斑扩大、加重，因此白癜风的发生、加重和复发与这些饮食因素有一定联系。很多食品中添加防腐剂等多种化学添加剂，其在体内经过代谢后，可能会产生对黑素细胞有毒害作用的产物，也会加重白癜风病情，影响治疗效果。而患者工作生活不规律、作息紊乱，会导致生物钟紊乱，神经内分泌失调，同样不利于白癜风的治疗。在日常工作、生活中经常会接触到汽油、油漆、沥青等，而研究表明苯酚等化学物质可能会引发白癜风。特别是家庭装修材料带来的化学污染，不仅诱发加重白癜风，也常常造成治疗上的困难。而长期处于一个严重化学污染的环境中，治疗不仅难以起效，甚至连控制病情发展都是困难的。

三、药物治疗

（一）外用药

　　1. 外用糖皮质激素　白癜风是一种多基因遗传的自身免疫性疾病。白癜风患者的辅助性 T 细胞、$CD4^+/CD8^+$ T 细胞的比值和激活的 T 细胞都减少，证实细胞免疫在白癜风的发病机制中起一定作用。糖皮质激素具有强大的抗炎和免疫调节作用，因此，临床上常用糖皮质激素制剂治疗白癜风，尤其是进展期白癜风。

　　糖皮质激素（glucocorticoid, GC）是正常人体内原有的重要的生理物质，其人工合成类似物是临床广泛应用的抗炎和免疫抑制剂。在人体是由肾上腺皮质中束状带细胞分泌，属于甾体激素，主要成分为皮质醇（cortisol），具有调节糖、脂肪和蛋白质的生物合成和代谢的作用，还具有抑制免疫应答、抗炎、抗毒、抗休克作用。

87

1855 年以来人们一直在研究肾上腺皮质激素的生理作用和临床应用，人工合成了多种糖皮质激素类药物，并因其强大的抗炎和免疫调节作用广泛应用于临床[1-2]。

糖皮质激素应用于白癜风的治疗主要是因其强大的免疫调节作用和抗炎作用。GC 免疫抑制作用主要通过以下几种方式完成：①抑制吞噬细胞对抗原的吞噬和处理；②抑制淋巴细胞的 DNA、RNA 和蛋白质的生物合成，减少淋巴细胞数量；③诱导淋巴细胞凋亡；④干扰淋巴细胞在抗原作用下的分裂和增殖；⑤干扰补体参与的免疫反应。随着分子免疫学和分子生物学的发展，有关 GC 免疫抑制机制的研究，特别是直接诱导淋巴细胞凋亡的研究，取得了较大的进展。GC 可以影响树突状细胞（dendritic cell，DC）的分化发育、表型特征、抗原摄取和抗原加工提呈等多种生物学功能，DC 是体内功能最强的抗原提呈细胞，在机体免疫应答中有着极为重要的作用。GC 通过影响 DC 表面主要组织相容性复合体（MHC）Ⅱ类分子、黏附分子的表达和细胞因子的分泌，抑制 DC 激活 T 细胞的能力，使 DC 在功能上处于不成熟状态。不成熟 DC 可使与之接触的 T 细胞克隆无能或者凋亡，从而出现对特异性抗原的免疫耐受。GC 在炎症急性阶段具有减少血管通透性，增加血管张力的作用，在炎症后期，GC 能抑制成纤维细胞的增生和肉芽组织的形成，从而减轻组织粘连和抑制瘢痕的形成。目前认为其作用机制是肾上腺皮质激素类药物与靶细胞内的 GC 受体结合后抑制某些与慢性炎症有关的细胞因子 [白介素（IL）-2，IL-6 和肿瘤坏死因子（TNF）-α 等] 的基因表达，从而抑制炎症过程的某些环节，与免疫抑制作用机制多有重合，如抑制巨噬细胞对抗原的吞噬和处理、抑制多种细胞因子和炎症介质的表达与生成、阻碍淋巴细胞 DNA 合成和有丝分裂等。主要机制包括：①稳定溶酶体膜，阻止溶酶体内蛋白水解酶的释放，防止组织细胞和结缔组织的破坏，阻碍 5- 羟色胺、组织胺、缓激肽等致炎物质的释放。②糖皮质激素还能直接抑制激肽原酶活性，减少缓激肽的生成，从而减轻炎症时血管扩张及其通透性。③糖皮质激素刺激单核 - 巨噬细胞产生多核粒细胞刺激因子（polymorph migration stimulator，PMS），刺激多核粒细胞非定向游走运动，使多核粒细胞的趋化性和黏附性受到抑制，而具有抗炎作用[3]。

根据糖皮质激素抗炎能力的强弱，将外用糖皮质激素分为 7 类（表 7-1）[4]。

表7-1　常用糖皮质激素分类和浓度

分类	激素制剂
超强效	0.05% 倍他米松二丙酸酯（增强剂）软膏
	0.05% 丙酸氯倍他索 乳膏 / 软膏
高强效	0.1% 糠酸莫米松 软膏
	0.05% 二丙酸倍他米松 软膏
	0.05% 氟轻松 乳膏 / 软膏

续表

分类	激素制剂
强效	0.005% 丙酸氟替卡松 软膏 0.05% 二丙酸倍他米松 乳膏 0.1% 戊酸倍他米松 软膏
中强效	0.1% 糠酸莫米松 乳膏 / 洗液 0.025% 氟轻松 软膏 0.1% 曲安奈德 乳膏
弱强效	0.1% 丁酸丙酸氢化可的松 软膏 0.1% 戊酸倍他米松 乳膏 0.05% 丙酸氟替卡松 软膏 0.025% 氟轻松 乳膏
弱效	0.05% 二丙酸阿氯米松 乳膏 / 软膏 0.5% 地奈得 乳膏
最弱效	氢化可的松 乳膏 / 软膏 醋酸氢化可的松 乳膏 / 软膏

　　优质的糖皮质激素外用制剂应该在皮肤吸收好，在皮肤中潴留时间长、抗炎能力强，能够很快代谢为无活力降解产物而尽可能减少全身吸收，副作用少。而具有这些特点的外用制剂被称为"软性激素"。新型的"软激素"包括：17，21- 二酯氢化可的松丙酸酯（diesters-17，21-hydrocortisone propionate）、17- 丁酸 -21- 丙酸氢化可的松（hydrocortisone-17-butyrate-21-propionate）、醋丙甲泼尼龙（methylpredsolone aceponate）、双丙酸阿氯米松（alclometasone dipropionate）、丙酸氟替卡松（fluticasone propionate）。他们均有明显的抗炎效果和微弱的皮肤萎缩能力，可用于面部、阴囊及儿童皮肤大面积使用。

　　糖皮质激素外用制剂的多样性，为白癜风的治疗提供了丰富的选择，使其成为治疗局限型白癜风的一线用药，广泛应用于临床治疗。外用糖皮质激素制剂治疗白癜风的主要作用机制是糖皮质激素可以恢复细胞的正常免疫功能，阻断免疫反应对黑素细胞的不利影响。糖皮质激素用在面颈部等暴露部位、深色皮肤及新生皮损的复色效果最好，可以达到75%，而对于肢端皮损复色效果差。对于成年人及儿童短期外用糖皮质激素是安全、有效的。临床上用 0.05% 卤米松乳膏治疗白癜风 6 个月的有效率可达到80% 以上；治疗中常出现的不良反应主要为可逆性毛囊性丘疹，偶有患者出现局部皮肤萎缩。综合来看，强效糖皮质激素治疗白癜风是有效的，有超过56% 的病例局部白癜风达到75% 的复色。而55% 的病例经中效糖皮质激素治疗有效。

　　对于 15 岁以下的患者，建议使用弱强效或弱效糖皮质激素，每日 1 次，使用

4 个月；对于成人，可选择强效或中强效糖皮质激素，可以连用 4 ~ 6 个月。在应用糖皮质激素外用制剂时，应注意其不良反应。超强效和强效糖皮质激素制剂常引起的不良反应包括：皮肤萎缩、毛细血管扩张、痤疮和萎缩纹等；中强效和弱效糖皮质激素制剂（如糠酸莫米松和甲泼尼龙醋丙酯）不良反应相对较少。

糖皮质激素外用制剂通常被认为适用于白斑累及面积达到 2% ~ 3% 体表面积的进展期皮损。超强效或强效制剂可以连用 1 ~ 3 个月，或在皮肤科医生指导下使用，也可以选择强效与弱效或弱效与中强效糖皮质激素交替使用的方案。但目前对于糖皮质激素治疗白癜风的最佳剂量和疗程都缺乏相关研究，所以对于糖皮质激素的使用需要慎重考虑，合理应用。如果连续使用 3 ~ 4 个月的外用糖皮质激素制剂仍复色效果差，则需要换用其他药物或治疗方法。

2. 钙调磷酸酶抑制剂（calcineurin inhibitor，CNI）　钙调磷酸酶（CaN）是丝 / 苏氨酸蛋白磷酸酶家族成员之一，广泛分布于机体内各组织中，参与多种与 Ca^{2+} 相关的细胞功能调节信号转导通路，是细胞因子介导的 T 细胞活化的枢纽，通过与不同底物的作用产生不同的生物学效应。CNI 可以选择性抑制 T 淋巴细胞，发挥免疫抑制效应。CNI 分为外源性抑制剂和内源性蛋白质抑制剂。皮肤科临床常用的外用 CNI 主要有他克莫司和吡美莫司，两者均为子囊霉素的衍生物，属于外源性抑制剂。他克莫司和吡美莫司与皮肤亲和力较强，外用时刺激作用小。外用后血药浓度很低，无药物蓄积现象。他克莫司和吡美莫司外用制剂可避免传统糖皮质激素外用时的不良反应，且具有独特的免疫调节作用机制[5]。

他克莫司（商品名：普特彼）是日本藤泽集团于 1984 年从土壤链霉菌中发现并通过肉汤培养基中提取的一种大环内酯类强效免疫抑制剂。2000 年 12 月获得美国食品药品管理局（FDA）批准，2005 年 4 月在中国大陆上市。他克莫司软膏可以替代激素用于不宜用激素、不耐受激素或激素疗效欠佳的皮炎。他克莫司通过与 Th1 和 Th2 细胞中的特异性胞质内免疫亲和蛋白（FK-506 结合蛋白）结合成复合物，抑制细胞质内磷酸酶神经钙蛋白的活性，从而阻止白介素（IL）-2、IL-3、IL-4、IL-5 及其他细胞因子如粒细胞 - 巨噬细胞集落刺激因子（GM-CSF）、肿瘤坏死因子（TNF）-α、干扰素（IFN）-γ 的转录与合成，抑制 T 细胞活化，从而发挥免疫抑制作用。他克莫司可降低从正常人体皮肤分离出的朗格汉斯细胞对 T 细胞的刺激活性，同时还可抑制皮肤肥大细胞、嗜碱性粒细胞和嗜酸性粒细胞释放炎性介质。此外，他克莫司还可干扰转化生长因子（TGF-β）的表达，促进纤维蛋白形成和平滑肌细胞增生。

吡美莫司（商品名：爱宁达）是链霉菌产生的子囊霉素半合成物，于 2001 年 12 月获 FDA 批准上市。其作用机制与他克莫司相似，但吡美莫司属于前炎性细胞因子产生和释放的细胞选择性抑制剂，能够同 FKBP-12 结合，对钙调磷酸酶具有一定的抑制作用，利用阻断对 T 细胞的早期细胞因子转录而实现 T 细胞活化的目的，较小剂量的吡美莫司即能够对 T 细胞的 IL-2 和 IFN-γ 的合成起到抑制作用，此外还能阻断 IL-4 和 IL-10 的合成。通过体外试验可知，吡美莫司对因抗原或 IgE 刺激的肥大细胞释放炎性反应性细胞因子和炎性反应介质产生抑制作用。

近年来他克莫司及吡美莫司已被探索性应用于白癜风的治疗。外用他克莫司能够有效地降低皮损中肿瘤坏死因子的表达。有文献研究显示，采用 0.1% 他克莫司软膏治疗泛发型白癜风，在 24 周后，90% 的患者有不同程度的恢复，面颈部白癜风患者的恢复面积超过 75% 的有 70% 以上，同时在治疗后肿瘤坏死因子的水平明显降低，由此可见，他克莫司也许是通过肿瘤坏死因子来完成恢复肤色的作用。但是其也有着不可避免的不良反应，常见的不良反应有高血压、肾功能损伤、牙龈增生、高血钾、低镁血症以及血糖代谢紊乱等，其肝毒性较小。他克莫司具有肾毒性，同时他克莫司的神经毒性作用，可在使用正常剂量下引发患者出现感觉异常或震颤，但通常状态下都具有一定的自限性或者较为温和，出现失语、思维混乱以及癫痫的症状很少。

曾有人采用对照的方法对吡美莫司和丙酸氯倍他索治疗白癜风的临床效果进行分析，让患者左侧皮肤使用 1% 的吡美莫司乳膏治疗，右侧皮肤则使用 0.05% 的丙酸氯倍他索治疗，每天各敷用 2 次。结果患者两侧的治疗效果无较大差别，白斑的部位可对治疗效果产生一定的影响，躯干和四肢的效果更优一些。该类药物治疗白癜风的机制被认为可能是对 T 细胞的免疫活性具有抑制作用；通过影响角质细胞产生角质，从而促进了黑素细胞的生长，并制造了适合黑素细胞迁移的环境[6]。其主要存在的不良反应有：烧灼感最为常见，使用剂量为 1% 的吡美莫司在成年人中出现灼烧感的发生率为 15% 左右，儿童患者中则在 7% 左右，通常情况下会随着时间的推移而发生下降。

Radakovic 等通过前瞻性随机对照单盲研究，将 0.1% 他克莫司软膏每天 1 次或 2 次用于 17 例患者相似部位皮损的治疗，疗程 6 个月，结果显示每天 2 次有效率优于每天 1 次，且差异有统计学意义[7]。Hartmann 等用他克莫司治疗 30 例白癜风患者，其中 20 例采用封包疗法，疗程为 12 个月，应用封包疗法后，80% 患者上肢有复色，推测面颈部以外皮损的复色可通过封包疗法来提高有效率[8]。Seirafi 等观察 30 例白癜风患者，外用 1% 吡美莫司每天 2 次，共 12 周，结果显示，治疗 6 和 12 周后分别有 6.6% 和 25.9% 的患者白癜风皮损复色。对治疗反应好的皮损主要分布在躯干（85.7%）、面部（75%）和肘部（70%）[9]。吴严等对 14 项随机对照研究、共 596 例白癜风患者的研究数据采用 RevMan 4.2 软件进行 meta 分析后指出，他克莫司软膏 + 准分子光照射或复方卡力孜然酊外用可提高白斑消退的显效率或有效率；吡美莫司软膏 + 准分子光照射可减少引起最初色素恢复的照光次数，且对于面部皮损复色率显著优于单独准分子光照射[10]。整体来说，90% 的患者经他克莫司治疗后面部及颈部的皮损明显改善，其他身体部位的显效率为

30%，推测其原因与光照等环境因素有关。

有些研究对局部外用糖皮质激素和钙调磷酸酶抑制剂治疗白癜风的效果和安全性进行了比较。研究发现外用糖皮质激素（0.1% 莫米松或 0.05% 氯倍他索，QD）的疗效与钙调磷酸酶抑制剂（0.1% 他克莫司或 1.0% 吡美莫司，BID）的效果相似，不良反应率也相近。Kose 等比较了 65 例白癜风患者每天一次外用莫米松治疗与 45 例白癜风患者每天 1 次外用吡美莫司治疗 6 个月后的效果，发现吡美莫司对于面部白癜风皮损具有更好的效果[11]，因为糖皮质激素制剂有引起皮肤萎缩、毛细血管扩张、萎缩纹等副作用，而吡美莫司相对更安全。他克莫司在不同类型的白癜的疗效比较中，Udompataikul 等发现非节段型白癜风患者，包括泛发型和局限型，都比节段型和肢端型白癜风疗效明显（非节段型有效率 94%，节段型有效率 77%，肢端型有效率 56%）。儿童比成人的有效率高 9 倍以上（95%CI：1.09 ~ 1.88）。病程少于 3 年的患者有效率也相对较高。对于他克莫司与吡美莫司疗效的比较，有研究显示二者治疗效果没有明显差异，也有报道显示他克莫司（61%）较吡美莫司（54.6%）有更高的复色率[12]。

钙调磷酸酶抑制剂的最佳治疗方案还没有确定。单用 0.03% 的他克莫司乳膏对 16 岁以下的白癜风患者复色效果较好，对成年人单用 0.03% 他克莫司与 0.1% 的他克莫司产生的治疗效果相似。每天用 2 次他克莫司软膏的效果较 1 次的更好，治疗时间从 10 周到 18 周都有报道，理想的治疗时间和治疗间歇都未确定。外用他克莫司乳膏的同时配合紫外线光照治疗，可以提高复色率，但其安全性需要进一步评价。也有学者将他克莫司软膏与糖皮质激素制剂、补骨脂、中药等联合使用，但样本量均较小，有效率都有待深入研究[13-15]。

钙调磷酸酶抑制剂的严重不良反应罕见。一般他克莫司常见的不良反应包括局部灼热感、瘙痒、红斑、短暂色素沉着，吡美莫司也可发生类似的不良反应。目前应用钙调磷酸酶抑制剂治疗白癜风仍处于探索阶段，医师选择用药时要慎重，并与患者做好解释与沟通。

3. 维生素 D_3 衍生物　维生素 D_3 是维生素 D 的活性形式，其合成是胆固醇脱氢后生成的 7- 脱氢胆固醇经紫外线照射形成胆钙化醇后再在肝中经羟化酶作用形成 25- 羟胆钙化醇，最终在肾中被羟化为 1，25- 二羟胆钙化醇。维生素 D_3 不仅可促进肠道内钙、磷的吸收，还具有诱导正常细胞分化和抑制细胞过度增殖的作用。基于其抑制增殖、抗角化、诱导角质形成细胞分化的作用，维生素 D_3 衍生物常用于银屑病及其他角化性皮肤病的治疗。在局部外用卡泊三醇联合光疗治疗银屑病时，意外发现患者皮损处有色素沉着的现象。根据这一发现，相继有学者将维生素 D_3 衍生物尝试用于白癜风的治疗，并取得一定的疗效[16]。

维生素 D_3 衍生物治疗白癜风使皮损复色的机制仍不清楚，近年来的相关研究发现其可能通过以下几个方面改善白癜风皮损[17]：

（1）提高黑素细胞酪氨酸酶活性：黑素细胞酪氨酸酶活性与维生素 D_3 衍生物密切相关。酪氨酸酶是一种含铜酶，来源于胚胎神经鞘细胞，是黑色素代谢和儿茶酚胺的关键酶。实验室研究发现维生素 D_3 衍生物能促进正常人黑素细胞增殖，使酪氨酸酶活性和黑素含量增加，能使表皮的多巴染色阳性黑素细胞增多且与低剂量中波紫外线（UVB）有协同效应。有研究采用他卡西醇处理黑素细胞，发现他卡西醇通过上调 TYR、TRP-1 mRNA 的相对表达量，提高酪氨酸酶的活性，提示他卡西醇可能通过该途径促进人表皮黑素细胞增殖及黑素合成，达到皮损处色素恢复的目的。关于卡泊三醇的研究也发现相似的作用。

（2）上调黑素细胞的 c-kit mRNA 表达：SCF/c-kit 途径在维持黑素细胞的存活、诱导迁移、促进增殖与分化中起了极为关键的作用。有学者研究发现，白癜风皮损区周围黑素细胞 c-kit 受体表达数量明显下降甚至消失，而在远离皮损区的黑素细胞 c-kit 受体表达无明显变化。免疫组织化学方法观察 SCF/c-kit 信号通路在白癜风毛囊部位的表达，发现白癜风皮损毛囊外毛根鞘无色素黑素细胞 c-kit 表达明显低于正常人，白癜风皮损区毛囊外毛根鞘无色素黑素细胞存在 SCF/c-kit 信号通路受损情况。另外，c-kit 还能通过对酪氨酸酶蛋白磷酸化修饰，激活酪氨酸酶，促使黑素生成增加。Katayama I 等发现浓度为 10^{-6} mol/L 及 10^{-10} mol/L 的他卡西醇联合日光照射的条件下可以上调体外培养的人表皮黑素细胞 c-kit mRNA 的相对表达量[18]。李其林等用逆转录聚合酶链反应（RT-PCR）检测不同浓度他卡西醇干预后的人表皮黑素细胞 c-kit mRNA 的相对表达量，结果发现浓度为 10^{-9} ～ 10^{-7} mol /L 的他卡西醇与不加药的对照组相比，在培养 72 h 时能显著增加黑素细胞 c-kit mRNA 的相对表达量[19]。应用他卡西醇联合日光照射可以引起体外培养黑素细胞的 c-kit mRNA 表达上调，由此可见白癜风的复色与表皮表达 SCF 诱导毛囊黑素细胞迁移有密切关系。

（3）抑制氧化应激作用：已经证实在白癜风发病过程中，黑素细胞及角质形成细胞处理氧化应激的能力减弱与黑素的合成受到抑制密切相关。通过检测白癜风患者自由基清除系统水平，发现白癜风患者血浆的自由基防御系统中某些酶活性降低，对自由基清除能力下降，造成自由基堆积。金属硫蛋白（metallothionein，MT）是一类能与重金属离子结合的富含半胱氨酸的小分子蛋白质，具有较强的清除活性氧类（ROS）的能力。目前已知，MT 具有极强的抗氧化活性，清除羟自由基的能力约为超氧化物歧化酶（SOD）的 10 000 倍、谷胱甘肽（GSH）的 25 倍，是机体内重要的补体抗氧化剂。有学者在研究中发现维生素 D_3 及其类似物是 MT 强有力的诱导剂。此外，维生素 D_3 还可抑制 ROS 及其衍生物来保护黑素细胞。他卡西醇可降低过氧化氢对黑素细胞活力、树突的影响及过氧化氢诱导下黑素细胞内 ROS 水平。

（4）其他相关作用：TNF-α 被认为具有诱导黑素细胞凋亡作用。研究发现生

理浓度维生素 D_3 通过作用于 TNF-α、Fas 配体和 Bcl-2 途径具有抗黑素细胞、角质细胞凋亡作用。维生素 D_3 受体（VDR）与维生素 D_3 具有高亲和力。VDR 配体可以影响树突状细胞的成熟及分化、迁移、抑制 T 细胞的活化和浸润，抑制局部细胞毒性 T 细胞的免疫反应以及一些炎症因子的表达，从而抑制白癜风皮损处异常的免疫反应。

维生素 D_3 衍生物治疗白癜风的作用机制的研究已经取得了较大的进展，目前他卡西醇软膏和卡泊三醇软膏都用于治疗白癜风的报道也较多，但对于其治疗效果仍存在较多争议。对于卡泊三醇软膏单独应用于白癜风的治疗效果，有临床观察报道大部分受试者皮损得到了复色，患者对其耐受性较好，个别受试患者出现了轻微的刺激感；但也有报道称卡泊三醇作为单一疗法用于治疗白癜风很少或几乎没有治疗效果。目前很多研究都是把卡泊三醇作为联合治疗白癜风的用药。Parsad 等报道用 50 μg/g 的卡泊三醇外用治疗 21 例白癜风患者，配合每日照射日光 10 ~ 15 min，治疗后 10 例取得了显效和完全复色[20]。Köse 等认为卡泊三醇治疗局限型白癜风有一定疗效，但补骨脂光化学疗法（PUVA）结合卡泊三醇治疗更能明显提高疗效，并缩短 PUVA 疗程[21]。Ermis O 等对 35 例白癜风患者进行随机双盲、安慰剂对照试验，将卡泊三醇和安慰剂分别涂于左右肢体皮损，然后加 PUVA 治疗（每周 2 次），结果显示卡泊三醇加 PUVA 组的疗效明显优于安慰剂加 PUVA 组[22]。在一项为期 3 个月的 1b 级别证据的试验中，49 例皮损面积达到 5% 的白癜风患者被分为三组：一组予以 0.05% 丙酸倍他米松霜，每日 2 次外用；二组予以 0.005% 卡泊三醇软膏，每日 2 次外用；三组早晨用 0.05% 丙酸倍他米松霜，晚上用 0.005% 卡泊三醇软膏，结果：无患者出现 75% 以上的复色，25% ~ 50% 面积的复色率在三组分别为 46.7%、33.3%、46.7%；50% ~ 75% 面积的复色率在三组分别为 13%、6.7%、26.7%[23]。多项联合治疗的研表明维生素 D_3 衍生物与窄谱中波紫外线（NB-UVB）、308 nm 准分子激光、外用糖皮质激素联合使用治疗白癜风是安全的，并能增强光疗的效果。也有研究显示维生素 D_3 可以与钙调磷酸酶抑制剂联合应用[24-25]。

目前维生素 D_3 衍生物单独用于治疗白癜风的效果还不明确，但鉴于其较好的安全性，可以作为联合治疗的一项，也可以作为轮替治疗的替代药物。但对于治疗效果期望较高的患者还是要慎重考虑。

4. 局部外用光敏剂　光敏剂是在光化学反应中只吸收光子并将能量传递给那些不能吸收光子的分子，促其发生化学反应，而本身则不参与化学反应，恢复到原先的状态，这类分子称为光敏剂。由光敏剂引发的光化学反应称为光敏反应。应用光敏剂联合日光或紫外线治疗白癜风的历史悠久，早在我国古代和古埃及时就已经开始使用补骨脂类及其他光敏药物治疗白癜风。光敏剂与紫外线联合治疗白癜风就是光化学疗法[26-27]。

治疗白癜风最常用的光敏剂是呋喃香豆素类药物，补骨脂素是这类药物的代表性药物。目前市场上可供选择的补骨脂素类药物有 8-甲氧基补骨脂素（8-methoxy-psoralan）、5-甲氧基补骨脂素（5-methoxy-psoralan）、甲氧沙林（TMP）三种。其他的光敏剂还包括复方卡力孜然酊（维阿露）、凯林、苯丙氨酸、卡泊三醇等。

光敏剂治疗白癜风的作用机制尚不清楚。目前有以下几种观点：光化学治疗能刺激白斑区毛囊内残留的黑素细胞增生，皮损边缘的黑素细胞亦有同样改变，同时皮肤经紫外线照射后能将还原黑素氧化为黑素，促进其扩散。临床或亚临床光敏性炎症反应可破坏皮肤中的疏基化合物，使其活性增加，黑素细胞内黑素增加、移动加快，黑素细胞树突活动增加，从而加速黑素合成代谢，使白斑部位的色素逐渐恢复。光化学治疗还可以抑制表皮中某些能破坏黑素细胞的有毒生化过程。也有观点认为其可以影响免疫系统功能。

5. 外用盐酸氮芥　盐酸氮芥是一种白色结晶性粉末，有引湿性和腐蚀性。最早盐酸氮芥被作为抗肿瘤药物使用。盐酸氮芥类药物进入人体后，通过分子内成环作用，形成高度活泼的乙烯亚胺离子，后者使核酸的磷酸基、氨基和蛋白质的羟基、氨基烷基化，从而抑制细胞核的分裂，具有较强的细胞毒性。人们最初在外用盐酸氮芥治疗蕈样肉芽肿（一种 T 细胞淋巴瘤）时发现，患者原有的白斑处出现色素沉着，进而将盐酸氮芥应用于白癜风的治疗。

赵建林以氮芥制剂治疗白癜风 135 例，其中泛发型 24 例、散发型 88 例、节段型 23 例，进展期 44 例、静止期 88 例。所用制剂为自制的盐酸氮芥搽剂，浓度分别为 0.05%、0.065%、0.08%。方法为每日搽药 2 次，当局部出现迟发致敏反应后，再降低搽药浓度或减少搽药次数，用药 1 个月为 1 个疗程，3 个疗程判断疗效。结果显示痊愈 23 例（17%）、显效 32 例（23.7%）、有效 41 例（30.3%）、无效 40 例（29.6%），总有效率 71%[28]。赵秀荣以乌梅酊、氮芥醋、补骨脂酊治疗白癜风 358 例，乌梅酊治疗组 112 例，平均治疗 5.25 个月，补骨脂酊组 146 例，平均治疗 6.25 个月，氮芥组 100 例，平均治疗 6.4 个月。结果显示乌梅酊组痊愈 44 例（39.29%）、显效 25 例（22.32%）、有效 27 例（24.11%）、无效 16 例（14.29%），总有效率 85.71%；补骨脂酊组痊愈 49 例（33.56%）、显效 40 例（27.4%）、有效 32 例（21.92%）、无效 25 例（17.12%）；氮芥组痊愈 26 例（26%）、显效 40 例（40%）、有效 27 例（27%）、无效 7 例（7%），总有效率 93%，三组总有效率在统计学上无显性著差异[29]。

盐酸氮芥外用治疗白癜风疗效较好，曾是我国 20 世纪 60 年代治疗白癜风的主要药物。但局部使用盐酸氮芥造成接触性皮炎的发生率较高，且有致癌风险，已被众多更安全的药物和方法取代，临床上已经很少使用该药。

6. 外用碘酊　碘酊配制是用碘化钾加 20 ml 蒸馏水溶解后再加乙醇溶解，加适量水配成 1000 ml 溶液。碘酊是消毒防腐剂，能氧化病原体胞质蛋白的活性基因，并能与蛋白质结合，使其沉淀变性，对细菌、芽孢、病毒、病原虫都有强大的杀灭作用。其用于治疗白癜风的机制还不清楚。碘酊可以用于治疗各型、各期的白癜风。常见用药方案是将其涂于患处，每天 1 ～ 2 次。

吕君香等用硝酸银、碘酊治疗白癜风 80 例，方法：用 5% 硝酸银涂于患处，梅花针叩刺出血，继而用 2% 碘酊和 5% 硝酸银交替涂搓 2 ～ 3 次，15 天治疗一次，3 次为一个疗程，结果：治愈率 84%，有效率 98%，治愈时间 13 ～ 56 天，平均（34.5±20）天[30]。翟学英等用文刺加硝酸银液、碘酊、地塞米松液外用治疗白癜风 100 例。方法：治疗组 142 例，首先用 15% 的硝酸银溶液涂于皮损区，用注射器针头划刺至有渗出液，15% 的硝酸银溶液和 2% 的碘酊交替外涂，术后治疗区需每日外用 0.1% 地塞米松溶液 2 次，15 天为 1 个疗程，同时配合中波紫外线照射；对照组予 0.1% 的甲氧沙林（8- 甲氧补骨脂素，8-MOP）局部外用，30 min 后配合 UVB 照射。照射剂量为 2.5 J/cm^2，照射距离 40 cm，每天照射 1 次。6 个月后效果：有 5 例面部白癜风患者治疗 1 个疗程后治愈，有 12 例患者 2 个疗程后治愈；18 例患者 3 个疗程后治愈，治疗组治愈率 54.93%，显效率 28.17%，总有效率 83.1%。对照组治愈率 14.29%，显效率 20.63%，总有效率 34.92%。所有患者在治疗中未见不良反应[31]。现有的关于碘酊治疗白癜风的文献报道很少，且研究缺乏对照，并不能证明碘酊对白癜风有治疗作用，且碘酊对于皮肤黏膜有刺激性，使用浓度过高还会引起皮肤脱皮和皮炎，因此临床上基本未在使用碘酊治疗白癜风。

7. 外用蒽林　蒽林又名地恩芬，为黄色或淡黄色结晶或粉末，无臭，在氯仿中溶解，在冰醋酸中微溶。蒽林主要用于治疗银屑病，低浓度的蒽林可刺激基底细胞增殖，加速形成正常角质层；高浓度时可将表皮水分吸去，使已松解、干燥而堆积在表皮上的角质层脱落。其治疗白癜风的机制仍不清楚。曾有报道用 1% 的蒽林软膏涂于患处每日 2 次，4 周后 22 例白癜风患者中总有效率达 84%。蒽林制剂多呈红褐色，易污染衣物，且其对皮肤、黏膜均有刺激性，不宜大面积使用，以免产生毒副作用。目前蒽林在白癜风中的应用报道罕见。

8. 外用氟尿嘧啶　氟尿嘧啶（fluorouracil，5-FU）是嘧啶类抗代谢药，常用于治疗肿瘤。氟尿嘧啶在体内转化为氟尿嘧啶脱氧核苷酸（5-FudRP），与胸苷酸合成酶的活性中心形成共价结合，抑制此酶的活性，使胸苷酸合成减少，导致 DNA 合成受阻，引起细胞死亡。此外，氟尿嘧啶还可变成三磷酸氟尿嘧啶核苷（FuTP），以伪代谢的方式参入 RNA 中，影响 RNA 及蛋白质的合成。它不仅对 S 期的细胞有抑制作用，对其他期细胞亦有抑制作用。临床上可以用 0.55% ～ 10% 的氟尿嘧啶软膏外涂治疗白癜风，每天 1 ～ 2 次。Garg T 等采用对白癜风皮损用微晶摩擦后外用 5% 的 5-FU 的方法治疗了 22 例顽固性白斑患者，结果有 1/3 的皮损达到了50%以上的复色[32]，Anbar TS 等在 NB-UVB 光疗的基础上联合激光消融和氟尿嘧啶治疗白癜风，对50例非节段型白癜风患者一半皮损光疗前用激光消融处理皮损后涂抹5-FU（联合组），另一半皮损单用光疗（单用光疗组），最长治疗4个月，结果联合组效果较好，显效率为78.1%，单用光疗组显效率仅23.4%，但采用氟尿嘧啶治疗的皮损中有一半出现暂时的小棕色斑点[33]。

氟尿嘧啶应用于皮肤黏膜可致局部潮红、疼痛、水肿、溃疡等不良反应，还可造成脱发、皮炎、皮肤和指甲色素沉着。氟尿嘧啶在白癜风治疗中常与皮肤摩擦方法联合应用，适用于稳定期的患者，还能与点阵激光等联合，提高白癜风光疗的效果。

（二）系统用药

1. 系统用糖皮质激素　系统用糖皮质激素治疗白癜风的作用机制还不完全清楚，主要应用的是糖皮质激素的免疫调节作用。口服糖皮质激素适用于进展期白癜风，且病情发展较快，其他药物无法控制时。早期系统应用糖皮质激素可有效阻遏病情发展，诱导色素恢复。Kanwar AJ 等对444例进展期白癜风患者给予小剂量口服地塞米松（每天 2.5mg，每周连续服用2天）后，有408位患者病情在（13.2±3.1）周内得到有效控制，认为对进展期白癜风采用小剂量皮质激素治疗是一种比较有效的方法，并且可以减少长期用药的不良反应[34]。

目前系统用糖皮质激素主要有两种方法：常规剂量口服和小剂量冲击疗法。常规剂量口服：对于全身泛发型或处于进展期白癜风患者推荐使用皮质类固醇系统疗法。此药量效与量不良反应之间最佳平衡点不易把握，可试用下述治疗方案：口服泼尼松 0.3mg/（kg·d），晨起单剂量口服，2个月后剂量减半维持1个月，以后每月在上个月剂量的基础上减半，总疗程为5个月。另外有方案为：晨起单次口服泼尼松 5 mg（若病情不能控制，加量至 7.5 mg，待病情控制后逐渐减量），连续6个月。小剂量冲击疗法：可采用倍他米松隔天中餐后单次 5mg 口服，连续 2~4个月。也可每周连续2天早饭后口服地塞米松 5 mg，儿童量减半，治疗时间共 5~25 周。冲击疗法不良反应较其他给药方法大，临床使用时应持慎重态度。

2. 口服抗氧化剂　随着对白癜风发病机制的深入研究，氧化应激在白癜风发病的重要作用得到了多数学者的认可。白癜风患者表皮中过氧化氢酶显著下降而皮损中 ROS 水平提高，当 ROS 及 H_2O_2 的破坏超出了皮肤自身修复能力时，受损的蛋白质、脂质启动黑素细胞的凋亡，进一步被朗格汉斯细胞及树突状细胞吞噬，引起细胞毒性 T 细胞所介导的黑素细胞免疫应答，黑素细胞被清除掉，引起色素缺失。抗氧化剂，尤其是维生素 C，对于清除皮肤中的 ROS 具有重要作用，可以抑制氧化反应，减少中波紫外线（UVB）造成的皮肤损害。

抗氧化剂可作用于黑素合成的各个环节，可直接抑制酪氨酸酶活性、酪氨酸酶相关蛋白 1、2，或影响与色素合成相关的细胞因子如 IL-1，GM-CSF，刺激黑素的合成。也可通过调节 IL-6、TGF-β、TNF-α 的分泌下调黑素的产生。因此一些抗氧化剂和其他控制 ROS 的药物被逐渐应用到白癜风治疗研究中。假过氧化氢酶软膏是由数种能够将 H_2O_2 和一般 ROS 转化为水和氧气的金属离子构成的乳膏。Schallreuter KU 等早期曾研究应用假过氧化氢酶联合光疗治疗白癜风[35]，疗效似乎不错，但仍需要大量的临床研究证实。基于维生素等营养品或自然保健品的抗氧化和抗炎效应，口服或局部使用这些制剂可以作为白癜风的一种治疗方法。银杏叶提取物中含有的银杏叶苷及银杏叶内酯具有很好的抗氧化作用，一项临床试验发现，60 mg 银杏叶提取物的标准品，每天 2 次，连续服用 20 周，能有效改善白癜风面积评分指数（VASI），阻止病情的进展，同时其安全性测试表明对凝血相关指标无影响。在一小样本研究中发现水龙骨提取物有助于提高窄谱（NB）-UVB 的反应性。Dell'Anna M 等发现在进行 NB-UVB 光疗时是否辅助使用抗氧化剂的治疗效果显著不同[36]。Jalel A 等将绿茶提取物、维生素（A、C、E）、微量元素（Zn、Se）作用于白癜风自身免疫 C57BL6 小鼠模型，可使 70% 的小鼠出现皮损复色[37]，但是仍需要进行大样本的对照试验来验证使用抗氧化剂是否对于白癜风的治疗确实有效。

（1）抗氧化维生素相当部分的白癜风患者体内的抗氧化剂含量降低。学者们检测了白癜风患者表皮中多种抗氧化剂的水平，发现白癜风患者皮肤中的泛醇、维生素 E、谷胱甘肽和过氧化氢酶水平显著降低。一些学者研究了在白癜风治疗中增加抗氧化维生素的效果。Elgoweini 及其同事将 24 例白癜风患者随机分为两组，令其接受 NB-UVB 治疗同时给予或不给予口服维生素 E 补充剂，结果补充维生素 E 组的疗效更好，有效率 72.7% vs. 55.6%，且复色率都达到了 51% 以上，复色达到 50% 的平均时间也比对照组所需时间短。此外，NB-UVB+ 维生素 E 治疗组的患者出现光疗后皮肤红斑的情况也较少（70% vs. 85%）。Elgoweini 的研究小组还将丙二醛作为脂肪氧化的标记物，检测了两组中的含量，发现维生素 E 组的丙二醛含量显著降低了[38]。Dell'Anna M 等进行的一项双盲试验中让白癜风患者每周进行两次窄谱紫外线（NB-UVB）治疗，并给患者服用由 α- 硫辛酸、维生素 C、维生素 E 及多不饱和脂肪酸构成的复合制剂，患者要先服用这种复合制剂 2 个月后再开始 NB-UVB 光疗；口服抗氧化复合补充剂 2 个月后，单核细胞外围的过氧化氢酶活性提高了 151%，ROS 的产生量较补充前将低了 57%；在 NB-UVB 治疗 6 个月后，服用补充剂组的患者都达到了至少 75% 的复色，而对照组仅有 18% 的复色率[36]。但是在 Akyol M 等的研究中，30 例白癜风患者随机接受单独 PUVA 治疗或 PUVA+ 口服维生素 E 治疗后，两组的临床治疗效果没有明显的不同，不过补充了维生素 E 组的脂质过氧化物产生明显减少了[39]。虽然 UV 对于白癜风皮损的复色有效，但也抑制抗氧化剂的功能，促进氧化应激反应。在

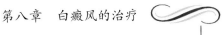

Dell' Anna M 等的研究中对照组在光疗后患者体内的抗氧化剂活性比正常水平降低的近 10%。所以维生素 E 和其他抗氧化维生素对光疗的协助作用可能是增加了抗氧化剂的供应，从而使得光疗的效果大大提高。

总之，抗氧化维生素类，尤其是维生素 E，与光疗联合应用是可以提高光疗的疗效。在对白癜风患者进行光疗时可以考虑补充这类维生素，以提高疗效并降低光疗引起的红斑、水疱等不良反应的发生率。

（2）锌：锌在基因表达调节上发挥重要作用，并且是皮肤中抗氧化剂过氧化物歧化酶的必须辅因子。当黑素细胞中的锌浓度降低时会诱导细胞凋亡酶活化，引起细胞凋亡，所以锌可能会抑制黑素细胞凋亡。Shameer P 等发现 21.6% 的白癜风患者与正常对照组相比有锌缺乏[40]。Yaghoobi R 等的一项研究中，将 35 名白癜风患者随机分组，对身体皮损处外用 0.05% 氯倍他索乳膏，面部和皮肤皱褶处皮损外用 0.1% 的曲安奈德制剂，并每天给予或不给予 440 mg 硫酸锌口服剂，治疗前两组患者体内的锌含量在正常水平，有可比性；4 个月后，激素 + 硫酸锌组的平均有效率相对更高[41]。口服锌补充剂对于外用激素治疗有些许助益，但其疗效仍需要更深入的研究。另外锌剂的使用因其胃肠道的不良反应而受到限制。所以对于经微量元素检测发现有锌缺乏的白癜风患者可以适当给予锌剂，但不能作为常规治疗。

（3）银杏叶提取物：银杏是一种传统的中药，广泛应用于多种疾病的治疗中，包括心血管疾病、焦虑、痴呆、视黄斑变性及白癜风。银杏叶提取物中含有的银杏叶苷及银杏叶内酯，具有很好的抗氧化作用，一项临床试验发现：60 mg 银杏叶提取物的标准品，每天 2 次，连续服用 20 周，能有效改善白癜风面积评分指数（VASI），阻止病情的进展，同时其安全性测试表明对凝血相关指标无影响。Parsad 的一项涉及 52 例局限型缓慢进展白癜风患者的双盲实验显示，患者每天 3 次单独服用 40 mg 银杏叶提取物（治疗组）或安慰剂（对照组）后，治疗组白斑进展稳定率高于对照组，为 80% vs. 36.6%；治疗组 40% 的患者达到了 75% 以上的复色，而对照组达到 75% 以上的复色患者仅有 9%[42]。银杏叶提取物的抗炎作用主要与其降低环氧化酶活性和抑制 IL-8、血管内皮生长因子（VEGF）释放的功能有关。因为氧化应激反应是白癜风发病的重要机制，因此银杏叶提取物的抗氧化功能对白癜风治疗有一定的作用[43]。此外，心理应激已经被证实能够加剧白癜风的病情，而银杏叶提取物的抗焦虑作用可能进一步抑制了白癜风的进展。除了轻微的胃肠不适，目前还没有发现口服银杏叶提取物的不良反应。但是口服银杏叶提取物可能会引发凝血障碍的风险，但临床研究还没有观察到服药者有明显的血小板浓缩度、部分凝血活酶时间及其他凝血相关指数的变化。对于正在口服其他抗凝血药的患者，还是要慎重使用银杏叶提取物。综合来看，银杏叶提取物有望成为一种替代药物来抑制疾病进展增加复色率。

3. L-苯丙氨酸 L-苯丙氨酸是人体重要的必需氨基酸，也是黑素合成过程中酪氨酸的重要来源。口服苯丙氨酸也是治疗白癜风的一种方法。首先苯丙氨酸可以与 UVB 联合使用来治疗白癜风（见本书"光化学疗法"）。

苯丙氨酸治疗白癜风的原理及机制仍没有研究清楚，但黑素细胞摄取苯丙氨酸后，经苯丙氨酸羟化酶（PAH）作用转化为酪氨酸的过程，对于黑素生成十分关键。有观点认为，白癜风患者苯丙氨酸的代谢及摄取受损。L-苯丙氨酸可能干预黑素细胞毒性抗体的产生。在动物实验中，已经有学者证实补充苯丙氨酸可以减少黑素细胞抗体产生，可能是由于氨基酸转运蛋白饱和限制了抗体相关氨基酸的利用。因此 L-苯丙氨酸能抑制抗体对黑素细胞的进一步袭击。

Cormane RH 等采用苯丙氨酸联合 UVB 方法对 149 名白癜风患者进行了为期18 个月的治疗。观察组患者每天口服 50 ～ 100 mg/kg L-苯丙氨酸，每周进行 2 次 UVA 光疗；对照组仅给予 100 mg/kg L-苯丙氨酸口服或不给予任何治疗；结果显示观察组中 71.2% 的患者治疗有效，皮损复色率 25% ～ 77%，13.6% 的患者疾病发生进展；而两个对照组的患者皮损没有复色，而且疾病进展率分别为 16.6% 和36.6%[44]。之后 Siddiqui AH 及其同事又进行了一个相关的双盲试验，对 32 名白癜风患者予以 L-苯丙氨酸或安慰剂口服，同时联合或不联合 UVB 照射；6 个月后结果显示联合治疗组 75% 的患者出现 30% ～ 60% 的复色；单用苯丙氨酸治疗效果差，皮损复色率为 25%；口服安慰剂联合 UVB 治疗的患者皮损均没有改善，且 33% 的患者疾病进展[45]。Antoniou C 等进行的有 21 例患者的随机对照试验中，第一组给予 100 mg/kg L-苯丙氨酸口服并联合 UVB 光疗，第二组给予 100 mg/kg L-苯丙氨酸口服并在 UVB 光疗前给予 10% L-苯丙氨酸乳膏外用，第三组仅予以 UVB 光疗；治疗 6 个月后，第一组中的 5 例患者达到了 75% 以上的复色，第二组的 7 例患者达到了 75% 的复色，而单用 UVB 治疗的第三组仅有 10% 的患者达到 50% 的复色，相较于第一组 82% 和第二组 90% 的有效率，疗效明显较差[46]。另外有研究显示 50 mg/kg 口服联合每周两次 UVB 光疗的有效率在 85% ～ 95%。在一项回顾性研究中，193 例患者接受 50 ～ 100 mg/kg 苯丙氨酸口服联合 10% 苯丙氨酸乳膏及 30 min 日光照射治疗后，63.2% 的患者达到了 75% 以上复色的疗效，63.2% 的面部皮损、35.7% 的躯干皮损、21.1% 的四肢皮损达到完全治愈。这项研究也显示 50 mg/kg 与 100 mg/kg 的苯丙氨酸在疗效上没有明显差异。苯丙氨酸治疗白癜风很少有副作用，对于儿童白癜风患者也是安全有效的。一项涉及 13 名儿童白癜风患者的临床观察显示 100 mg/kg 苯丙氨酸口服联合 UVB 光疗后，3 例患者完全复色，6 例患者达到了 50% ～ 90% 复色，面部及四肢复色最容易[47]。

所以苯丙氨酸可以作为白癜风治疗的一种辅助用药，与 UVB 或日光照射联合应用可增强光疗的疗效，并且其治疗效果和安全性都较好，对于白癜风的治疗也是一种较好的选择。

4．水龙骨属提取物　水龙骨属是一种产自美洲中部的蕨类植物，作为一种保健药品使用已经有 30 多年的历史了。水龙骨属提取物被研究用于治疗各种皮肤疾病，如银屑病、黄褐斑、紫外线损伤及白癜风。

水龙骨属提取物治疗白癜风的机制还不清楚。Middelkamp-hup MA 和同事研究了水龙骨属与窄谱紫外线（NB-UVB）联合治疗白癜风的效果、他们让 50 名白癜风患者每天 3 次口服 250 mg 水龙骨或安慰剂同时每两周进行 1 次 NB-UVB 光疗。25 ～ 26 周后治疗组头颈部皮损的复色率达到 44%，安慰剂组复色率只有 27%，但是躯干和四肢的复色两组没有明显的差异[48]。该研究显示水龙骨属提取物对于浅肤色的白癜风患者更容易起效，可能是因为水龙骨属提取物可以防范氧化应激损伤，而浅肤色人群体内的固有抗氧化剂含量相对较少。Pacifico A 等对 57 例每天接受两次 NB-UVB 光疗并每天口服 480 mg 水龙骨或安慰剂的泛发型白癜风患者皮损变化进行比较，在 6 个月时水龙骨联合 NB-UVB 组的有效率为 47.8%，而用安慰剂联合 NB-UVB 组的有效率为 22%[49]。Reyes E 等比较了口服水龙骨联合 PUVB 光化学疗法的效果[50]。19 例患者随机分配接受 PUVB 治疗联合口服水龙骨或安慰剂。12 周后，水龙骨组一半的患者皮损达到 50% 甚至更高的复色率，而安慰剂组的复色率均未达到 50%。对白癜风患者的血液样本进行实验室检查显示，CD25 和 HLA-DR$^+$ 升高，而 CD8$^+$CD45RO$^+$ 细胞降低，经口服水龙骨治疗后患者血液中淋巴细胞比例正常，说明水龙骨属提取物具有免疫调节作用。研究显示水龙骨属蕨类具有调节细胞免疫和抗炎因子环境的作用。

水龙骨属提取物还具有光保护作用，有利于保护接受光疗的患者。口服 7.5 mg/kg 水龙骨属提取物后经紫外线辐射后发生的红斑、表皮增生和嘧啶二聚体形成现象明显减少。水龙骨属光保护作用的机制还不清楚，可能与其抑制 ROS、保护 DNA 修复酶及稳定朗格汉斯细胞的作用有关。

口服水龙骨属提取物的毒性作用非常小，副作用也比较有限，包括轻度的皮肤瘙痒和胃肠不适。综合来看，水龙骨属提取物适合与 NB-UVB 及光化学疗法联合使用，既可以提高光疗的效果又能作为光保护剂减少紫外线照射的副作用。

5．凯林　凯林是一种地中海水果的提取物，由于其结构与补骨脂素相似，可以作为光敏剂进行光化学疗法治疗白癜风。而且由于凯林对 DNA 没有光化学作用，不会引起 DNA 交联和突变，其比补骨脂素更安全。

Hofer A 等回顾性研究了 28 例接受 100 mg 凯林口服联合 UVA 治疗的患者情况。在接受至少 3 个月的治疗后，41% 的患者达到了 70% 的复色，29% 的患者出现恶心反应。长期随访 9.2 年（平均 3.3 年）后没有光化学损伤和皮肤癌的案例出现[51]。Ortel 等观察了每周 3 次 UVA 光疗配合口服或局部外用凯林的疗效，发现治疗 6 个月后，41% 的患者达到 70% 或以上的复色；副作用包括高度的肝毒性（28%）、恶心（21%）、低血压（7%）[52]。

虽然关于凯林毒性作用的报道比补骨脂素的少，但有报道凯林可以引起转氨酶升高、恶心、直立性低血压。凯林能提高太阳光照射的疗效，但是由于其潜在的副作用，系统应用凯林受到了限制，也许局部外用凯林制剂联合光疗也是治疗白癜风的好方法[53]。

6. 维生素 B_{12} 和叶酸　白癜风与血清中维生素 B_{12} 及叶酸水平降低也有关系。此外有学者观察到白癜风与恶性贫血有关联。因此在白癜风治疗中补充维生素 B_{12} 和叶酸也有一定的作用，但目前学者对于维生素 B_{12} 和叶酸的作用观点不一致。

Montes LF 及其同事报道在 15 例白癜风患者中 73.3% 伴有叶酸不足，33.3% 有维生素 B_{12} 缺乏，26.6% 的患者证实有维生素 C 水平降低。而在每天补充维生素后发现，所有患者的白斑停止进展，病史 2 年内的患者出现 80% ~ 100% 的复色[54]。Juhlin L 和 Olsson MJ 用口服维生素 B_{12} 和叶酸联合日光或家庭 UVB 光疗的方法治疗了 100 例白癜风患者，3 ~ 6 个月后 52% 的患者出现色素再生，64% 的患者白斑停止进展。但是这项研究缺乏对照，所以不能评价维生素的作用[55]。另一项非对照试验中，让白癜风患者每周接受 3 次 UVB 光疗并口服补充维生素 B_{12}、维生素 C 和叶酸，结果 9 例患者疾病停止进展并在 2 ~ 8 个月的治疗中达到了 51% 以上的复色[56]。

维生素 B_{12} 和叶酸补充剂的作用机制仍在研究当中，其可能通过降低同型半胱氨酸的水平来发挥其对白癜风的治疗作用。已经证实，白癜风患者中的同型半胱氨酸含量升高，这可能和维生素 B_{12} 和叶酸在同型半胱氨酸与甲硫氨酸转化中的作用相关。

维生素 B_{12} 和叶酸是水溶性维生素，标准治疗浓度下应用是无毒无害的，但是维生素 B_{12} 和叶酸补充剂治疗白癜风的证据仍然不明了，因为仅仅靠单纯的随机对照试验不能显示补充维生素 B_{12} 和叶酸就比单用 NB-UVB 疗效更好。综合来看在白癜风的治疗过程中可以考虑给患者补充维生素 B_{12} 和叶酸，但不能单独作为治疗药物使用。

7. 口服左旋咪唑　左旋咪唑（levamisole，LMS）为一种噻唑衍生物，是四咪唑的左旋体。1966 年国外作为驱虫剂首先用于临床，很快发展为一种广谱驱肠虫药。近年发现该药有免疫调节作用，能使受抗肿瘤药物等抑制的巨噬细胞、T 淋巴细胞功能恢复到正常，对正常则无效；能提高巨噬细胞的能力，可恢复多形核白细胞、单核细胞、巨噬细胞与 T 淋巴细胞在不同体系中的受损反应。LMS 在体内裂解成苯丙咪唑啉（OMPI），起增强淋巴细胞活力和功能的作用，OMPI 可能作为一个良好的放射防护剂，因此，LMS 可作为游离基清除剂或与重要巯基和二硫化合物直接交互作用，促使微管蛋白合成，对免疫功能发生重要影响。术前给 LMS，可防止术后 T 细胞幼稚化反应的低下。另外，它虽无抗微生物的作用，但可提高宿主对细菌和病毒感染的抵抗力。LMS 可用于类风湿性关节炎、慢性反复感染，如反复发作的唇疱疹和生殖器疱疹、鹅口疮、泌尿道感染、儿童上呼吸道感染等；治疗原发性免疫缺陷病，如低丙种球蛋白血症、复合免疫不全症、自身免疫性疾病如类风湿性关节炎、系统性红斑狼疮、局限型回肠炎等。LMS 可用于肿瘤的辅助治疗包括恶性黑色素瘤、肺癌、乳腺癌、结肠直肠癌、头颈部癌、急性白血病等。

　　LMS 应用于白癜风的治疗多年。1994 年 Pasricha JS 和 Khera V 首次用左旋咪唑治疗了 60 例缓慢进展的白癜风患者。方法：每周连续两天口服 150 mg LMS，治疗 4 ~ 48 个月；其中，14 例单用左旋咪唑，38 例联合每天 1 次外用 0.1% 醋酸氟轻松软膏（联合组 1），12 例联合外用每天 1 次 0.05% 丙酸氯倍他索软膏（联合组 2）。结果：在 38 例患者中 36 例皮损进展在 2 ~ 4 个月中被抑制，单用左旋咪唑治疗组显著复色率为 64%（9/12），联合组 1 显著复色率 87%（33/38），联合组 2 全部达到明显复色。治疗过程中，有 2 例患者因左旋咪唑的轻微副作用中止实验。研究表明口服左旋咪唑可能是一种简单、安全、可有效控制白癜风进展的方法[57]。Khondker L 和 Khan SI 用左旋咪唑治疗了 60 例进展期白癜风患者，A 组每周予以 160 mg 左旋咪唑口服，B 组在口服左旋咪唑的同时联合外涂 0.1% 醋酸氟轻松软膏，2 周回访一次，治疗持续 6 周，结果：A 组原平均皮损面积为 8.17 cm，第一次回访时缩小到 5.90 cm，第二次回访时为 3.57 cm，第三次为 3.57 cm；B 组原平均皮损面积为 7.50 cm，第一次随访时缩小到 4.92 cm，第二次为 3.00 cm，第三次为 4.75 cm。A 组 25 例（83.3%）治愈，B 组 27 例（90%）治愈[58]。

　　左旋咪唑治疗白癜风常用给药方法为，成人每天 150 mg，儿童每天 2.5 mg/kg，连续服用 3 天，停止服用 11 天，或每周连续给药 2 天，可连续用药 3 ~ 6 个月。左旋咪唑短期应用有 1% 的患者可出现轻而短暂的不良反应，主要有恶心、呕吐、食欲减退、腹部不适、头痛、头晕等，无需特殊处理，停药后及自行消失；长期应用可出现皮疹、眩晕、失眠、味觉和嗅觉异常、震颤等神经系统反应，也可偶见肝功能损害、粒细胞减少和血小板减少。

（三）其他药物治疗

　　1. 外用 α- 促黑素（MSH）　马成林等采用 α-MSH 外用治疗白癜风，结果：总有效率为 77.77%，局限型有效率为 96.43%，散发型有效率为 25.00%，出现疗效的时间是用药后 28 ~ 86 天，平均（56.8±6.6）天。痊愈病例从疗效发生到痊愈时间是 56 ~ 168 天，平均（93.8±12.6）天[59]。色素岛首先发生在毛囊口处，呈点状散在于白斑区，逐渐增多扩大，融合成片使之白斑消失。治疗结束后 3.6 个月随访，有 2 例复发。脑下垂体分泌的 MSH 直接参与黑素合成。MSH 有 α 和 β 两种具有刺激黑素细胞活性的线性肽（α-MSH 和 β-MSH），哺乳动物的 α-MSH 衍生于促肾上腺皮质激素（ACTH），其作更强。它可能激活酪氨酸酶活性，并可能刺激毛囊根鞘内黑素细胞的增殖，促进黑素小体合成，使其沿毛囊向上移行形成色素岛，达到使是白癜风皮损区色素恢复[60]。马成林等采用的α-MSH是从哺乳动物脑组织中提取的十三肽物质，在生理学实验中发现它可使局部表皮色素增加又无毒性。临床外用治疗白癜风，从观察情况看，局限型、病程短及年轻患者见效快，疗效较好，面颈及胸部皮损表现更为明显。皮损区出现亚临床炎症反应的病例，往往是见效快、疗效好的病例，有效率为77.77%，说明α-MSH外用治疗白癜风是安全、有效的，其作用机制有待进一步研究。

2. 外用前列腺素 E₂ 前列腺素 E₂（PGE2）最初报道在体外培养的人表皮黑素细胞中加入 PGE，黑素细胞会出现肿胀和树突增生。后来有人将 PGE2 直接涂于小鼠的皮肤上，发现此区域黑素细胞密度增加。Parsad D 等用含 166.61 ml/g 的 PGE 凝胶治疗 27 例局限型白癜风患者，每晚 1 次，疗程 6 个月。结果显示，15 例患者获得 75%～100% 的复色，3 例获得 50%～75% 的复色，6 例复色不足 25%，有 3 例退出，但原因与治疗无关。只有 2 例日晒后出现短暂的轻痒，继续治疗后症状消失[61]。PGE2 产生色素的机制可能与刺激黑素小体成熟、促进黑素细胞增殖和提高酪氨酸酶活性有关。

3. 黑素生成素 胎盘中提取的黑素生成素（melagenine）是由古巴学者 Cao 在 1986 年首先报道。1991 年 Suite M 等外用于白斑，并用红外线照射治疗。用此治疗白癜风有效率为 84%。黑素生成素含有内皮素和糖脂、磷脂、鞘脂等物质，内皮素被认为对黑素细胞的有丝分裂起关键作用。实验室研究证实黑素生成素能促进黑素细胞的增殖和黑素的合成。因此外用黑素生成素治疗白癜风有效的机制可能是通过内皮素等生物活性物质作用于黑素细胞，促进黑素细胞增殖和黑素形成，致皮肤色素沉着。许爱娥、尉晓冬用黑素生成素治疗了 30 例稳定期白癜风患者，方法：在白斑处外搽水剂黑素生成素，质量浓度为 12 mg/ml，立即用红外线灯照射（功率为 250 W），1 天 2 次，每次照 20 min，以 3 个月为 1 个疗程。结果在使用 2 个疗程后，痊愈 4 例（占 13.3%），年龄分别为 6、12、5、46 岁，治愈部位分别为头顶、额部、颈部和手臂，白斑面积分别为 72、23、5、36 cm²，在治疗 2～3 周后在白斑处出现色素点，后逐渐扩大、融合。经过该治疗的患者中快者 5 周后痊愈，慢者 2 个疗程后痊愈，痊愈 4 例（占 13.3%），显效 7 例（占 23.3%），好转 8 例（占 26.7%），无效 11 例（占 36.7%）。总有效率为 63 3%。随访半年以上都未见色素斑脱失[62]。

由于该法的黑素生成素是从胎盘中提取，受到胎盘来源及伦理的限制，现今已被其他方法替代。

四、光疗

（一）紫外线光疗

紫外线（UV）是应用非常广泛的一种不可见光，根据生物学特性分为：长波紫外线（UVA），波长 320 ~ 400 nm；中波紫外线（UVB），波长 280 ~ 320 nm；短波紫外线（UVC），波长 180 ~ 280 nm。而用于治疗白癜风的 UV 包括 UVA（320 ~ 440 nm）、UVB（290 ~ 320 nm）和 308 nm 准分子激光或光，目前 UVA、NB-UVB 和 308 nm 准分子激光或光在治疗白癜风方面的循证医学证据最充分[63]。

紫外线对人体具有多种生物学效应。最直接、最直观的效应就是红斑效应。机体受光照辐射 2 ~ 24 h 后局部出现边界清楚的红斑，重者可为水肿、水疱，伴瘙痒，严重者甚至可有全身症状。这是机体的一种保护机制。紫外线最容易引起红斑效应的波段为 280 ~ 320 nm。红斑效应的产生是因为机体受到紫外线辐射时会产生扩张微血管物质（如组胺、前列腺素等），引起皮肤毛细血管扩张，从而形成了皮肤红斑。在红斑效应中，DNA 和尿苷酸是介导日晒伤的主要光受体。紫外线还具有黧黑作用，是紫外线照射正常皮肤后可使局部皮肤产生色素沉着。黧黑作用可分为即时性黑化、持续性黑化、延迟性黑化。其机制可能是由于紫外线作用使得黑素由还原态变为氧化态，并促进了新黑素的产生，还有可能是被紫外线损伤的黑素细胞中的 DNA 核苷酸残基激活了酪氨酸酶的活性。黑素在一定程度上有光保护作用，使细胞 DNA 免受紫外线损伤。紫外线的免疫作用是其应用于皮肤疾病治疗中的主要机制，总体表现为免疫抑制。其免疫抑制作用包括局部和系统免疫抑制，以 UVB 的免疫抑制的作用最突出。UVB 辐射可抑制表皮朗格汉斯细胞表面主要组织相容性复合体 II 的表达和 ATP 酶的活性，下调其表面的协同刺激分子细胞间黏附分子 1 和 B7 的表达，从而阻断经此途径的 T 淋巴细胞活化。UVB 的系统免疫抑制作用主要是抑制迟发型超敏反应的发生，由大剂量 UVB 辐射引起，多种细胞及其释放的细胞因子参与其中。除朗格汉斯细胞数量及功能受到影响外，角质形成细胞释放多种细胞因子，如白介素（interleukin，IL）-10、肿瘤坏死因子（TNF）-α、IL-4、地诺前列酮等，真皮 CD11b+ 的巨噬细胞和中性粒细胞释放 IL-10、IL-4 等炎性抑制因子，这些细胞因子在皮肤内形成一个复杂、相互作用的网络，共同完成对皮肤免疫系统的影响。而 UVA 的免疫抑制作用则是使表皮朗格汉斯细胞的数目和密度减少、抗原呈递能力下降、抑制迟发型超敏反应的发生。紫外线还能够促进维生素 D_3 的生物合成，对人骨骼生长具有重要作用。长期紫外线辐射使皮肤发生光老化，UVA 在其中起着重要作用。此外，紫外线尤其是 UVA 能够导致皮肤肿瘤特别是鳞癌的发生，长期慢性照射所引起的 DNA 突变、基因突变、癌基因激活以及免疫抑制所造成的清除障碍为其主要因素。

紫外线治疗白癜风的机制目前尚不完全清楚，可能通过调节皮损局部的免疫、刺激促黑激素产生、促细胞因子分泌、黑素细胞增殖及黑素产生等方面发挥治疗作用。紫外线辐射影响机体细胞因子和炎性介质的产生，而黑素细胞分裂、黑素产生和黑素细胞转移中有多种细胞因子和炎性介质参与，包括 IL-1α、TNF-α、碱性成纤维细胞生长因子和白三烯 C4。窄谱中波紫外线照射后人角质形成细胞培养液中碱性成纤维细胞生长因子、α- 促黑素及内皮素 1 释放显著增多，黑素细胞数量明显增加。同时，窄谱中波紫外线（NB-UVB）亦刺激黑素细胞表达黏着斑激酶 p125 及基质金属蛋白酶 2，从而促进黑素细胞的迁移。IL-1α 刺激内皮素 1 的合成，内皮素 1 是一种有力的血管收缩肽，有致有丝分裂和黑素合成的作用。在活动期白癜风患者表皮中细胞间黏附分子 1 表达增多，并与病情活动呈正相关，在静止期患者皮损中无明显表达，NB-UVB 可通过抑制细胞间黏附分子 1 表达阻止炎性细胞的浸润。通过研究紫外线对局部皮肤免疫的影响证实，在白癜风患者皮损处 CD4+/CD8+ T 细胞的比例发生逆转，CD8+T 细胞占主导，正是 CD8+T 细胞介导白癜风皮损处黑素细胞的破坏，紫外线是通过刺激浸润的 T 淋巴细胞凋亡而发挥治疗作用。T 淋巴细胞对 NB-UVB 高度敏感，表皮和真皮中的 T 淋巴细胞在照射后大量凋亡。紫外线尤其是 NB-UVB 的免疫抑制作用可保护移行和增殖的黑素细胞。此外，紫外线影响维生素 D₃ 的合成，有实验表明，维生素 D₃ 增强黑素细胞内酪氨酸酶活性，而表皮黑素细胞表面有维生素 D₃ 受体，经紫外线照射后，维生素 D₃ 合成增加，可能是治疗白癜风的机制之一。维生素 D₃ 类似物（如卡泊三醇）亦影响黑素细胞的成熟和分化，并正调节黑素合成[64]。

紫外线在治疗皮肤疾病的同时也会造成一些不良反应。早期不良反应包括疼痛、瘙痒、红斑、脱屑、水疱和晒黑。辐射后 8 ~ 24 h 出现最大红斑。由于 70 岁以上的患者出现延迟的 NB-UVB 诱导的红斑，因此，对于老年人剂量增加必须谨慎。晚期不良反应为 UV 辐射的慢性照射诱导皮肤光老化和光致癌，典型临床体征是皮革样外观、皱纹、皮肤弹性减低、脆性增加。长期 UVB 辐射后可能会诱发皮肤肿瘤。但是 UVB 光疗对皮肤致癌作用仍不清楚，也未发现接受窄谱中波紫外线治疗的患者黑素瘤或鳞状细胞癌的发病率升高。然而，由于目前的研究中多数患者治疗次数较少，同时考虑到皮肤肿瘤发展缓慢，因此，在进行光疗的选择上要谨慎，对于紫外线光疗及其联合其他药物治疗的利弊及长期应用的风险需要进一步评估[65]。

白癜风光疗的效果受多种因素影响。同一个体不同部位对紫外线的敏感性不一样，躯干部位最敏感。光疗对面、颈、躯干的白斑效果较好，但对无毛发区，如关节部位、口唇、手指末端、足踝部、乳头等部位效果较差。肤色对光疗的影响不大，但也有报道深色皮肤白癜风患者对光疗的反应更好。对同一个体，不完全脱色斑因表皮内仍有黑素细胞，疗效也好于完全色素脱失斑，而毛发变白的皮损往往标志着该处黑素细胞储备已经完全破坏，光疗效果往往较差。病程越短的白癜风光疗见效越快，寻常型白癜风光疗效果优于节段型。对于进展期白癜风，由于容易引起同形反应导致皮损扩大，一般不主张全身的补骨脂素联合 UVA 照射（PUVA）及 NB-UVB 治疗，建议采用 308 nm 准分子激光治疗进展期白癜风。光疗治疗白癜风的效果与治疗次数呈正相关，次数越多治疗效果越好，308 nm 准分子光一般需治疗 10 ~ 60 次，PUVA 和 NB-UVB 治疗需 40 ~ 80 次，有些需治疗 1 年以上，达到理想的疗效需要坚持光疗 1 ~ 2 年。一般儿童和青少年对光疗更敏感，见效更快。在治疗中给予一些口服药或外用药也能提高机体对紫外线的敏感性，提高光疗的效果。

　　由于个体间对紫外线的敏感性差异，最小红斑量（MED）和最小光毒量（MPD）也不同，开始光疗时可以根据患者的皮肤类型和照射经验来确定首次照射剂量，以后根据患者状况调整剂量。另外，照射时需要佩戴防光眼镜，并遮挡保护正常皮肤。对于长期光疗出现光老化的患者可予以适当的外用药或润肤剂。

　　1. 窄谱中波紫外线（NB-UVB）　NB-UVB 主要是 311 ~ 313 nm 波长的射线，NB-UVB 比 PUVA 较容易控制，不良反应少。1997 年 Westerhof 等第一次使用 NB-UVB 治疗白癜风，后来 Njoo 等应用 75 mJ/cm² 的 311 nm NB-UVB 治疗白癜风，并获得与 PUVA 相似的疗效，且不良反应小于 PUVA 和 NB-UVB。NB-UVB 治疗白癜风的机制复杂，可能与以下几个方面有关：①免疫调节作用，抑制局部淋巴细胞增殖，减少淋巴细胞数量；抑制辅助性 T 淋巴细胞介导的免疫反应；减少皮肤中朗格汉斯细胞的数量，抑制细胞免疫。②促进多种细胞因子如碱性成纤维细胞生长因子（basic fibroblast growth factor，bFGF）、内皮素 -1（endothelin-1，ET-1）、干细胞因子（stem cell factor，SCF）、肿瘤坏死因子 -α（tumor necrosis factor-α，TNF-α）等，并可以刺激毛囊外毛根鞘多巴胺阴性的黑素细胞增殖和黑素合成，使黑素移行到色素脱失部位导致色素恢复。③可促进白癜风复色，可能与恢复 SCF/c-kit 信号通路有关。目前尚缺乏应用 UVB 治疗白癜风的长期随访数据，而 NB-UVB 治疗存在一个潜在的不良反应是非黑色素瘤皮肤肿瘤（non-melanoma skin cancer，NMSC）的发生率增加。NB-UVB 可以刺激白癜风 IgG 抗体（V-IgG）阳性的神经脊细胞（NCC）的增殖、转移和黑素生成，提示 NB-UVB 可以消除与白癜风有关的 IgG 在其致病中的有害作用。

　　目前，NB-UVB 治疗白癜风尚无公认的治疗方案。一般认为最小红斑量的 70% 作为起始剂量（100 ~ 280 mJ/cm²），此后按 10% ~ 20% 的比例逐次递增，直到出现轻微的红斑；治疗频率为每周 2 ~ 3 次，持续半年至一年或 60 ~ 80 次总照射次数。许多研究将 NB-UVB 与其他药物合用，希望缩短治疗时间、提高疗效以及减轻不良反应。这些尝试包括局部外用免疫调节剂及维生素 D_3 类似物，口服抗氧化剂。

2．308nm 准分子激光或 308nm 准分子光　308 nm 准分子激光是一种脉冲气体激光，是单频光源，当电流经过时激活发光物质，放出一定波长的单色光。308 nm 准分子激光具有激光的高能量、单色性及方向性等优点，我们可以调节光束，改变光斑大小，有选择的治疗病变部位，保护正常皮肤。1999 年，美国首先把 308 nm 准分子激光应用于皮肤病治疗。2002 年，Spencer 等第一次应用 308 nm 准分子激光治疗白癜风。近年其在白癜风的治疗中得到广泛应用，并取得很好的疗效。但其作用机制尚不十分明确，由于其波长与 NB-UVB 波长接近，推测两者作用机制可能类似，可能是照射产生的多种细胞因子刺激毛囊外毛根鞘黑素细胞增殖分化、产生黑素并移行到表皮色素脱失部位致色素恢复。但是其也有自己的缺点，如大面积的皮损（＞ 20% 体表面积），308 nm 准分子激光就不适合用于这种有限的光斑，而且其价格昂贵。

虽然 308 nm 准分子激光、308 nm 准分子光、NB-UVB 的不良反应相差不多，但 308 nm 准分子激光或 308 nm 准分子光治疗白癜风的起效时间比 NB-UV 快且总疗程短，因此有学者认为 308 nm 准分子激光是治疗局限型白癜风优先考虑的方法。

308 nm 准分子激光治疗白癜风时仪器的选择对疗效影响很大。目前国内外治疗白癜风使用最广泛、疗效最稳定的是美国 XTRAC 308 nm 准分子激光治疗仪，它是目前国际唯一指定用于白癜风治疗的激光治疗系统，唯一通过美国 FDA 和中国 CFDA 认证批准，应用于治疗白癜风等顽固性皮肤病的国际领先技术。其单一的 308 nm 波长被认为是紫外光治疗白癜风和银屑病的最佳波长。美国 XTRAC 308 nm 准分子激光治疗仪治疗白癜风的临床治愈率高达 96.8%，是国际治疗白癜风的巅峰之作，被誉为白癜风治疗的金标准（图 8-1）。美国 XTRAC 308 nm 准分子激光治疗仪集成了 308 nm Xecl 准分子激光光源、154 Hz 的准连续纳米调制、较新的液体光源传输（LLG）等多项世界顶级技术。该技术通过氯化氙 308 nm 的激光光束直接作用于白斑局部使皮损复色，并具有抗复发的作用。同时该治疗技术毒副作用少，适用于各种类型的白斑。特别是对于那些不适合长期服药、不适合做黑素种植，是孕妇、儿童等白癜风患者的首选。该系统波段稳定，快速显效：它是一种脉冲光波治疗技术，通过波段单一的 308 nm Xecl 准分子气体激光，能量有效的集中于患处，针对病灶治疗，见效快速；无特殊部位限制，适用于各类型白斑，用于身体各个部位（包括头面部，黏膜，生殖器等）均可治疗。而且可针对治疗面积的不同，选择不同面积的光斑进行治疗，有效避免伤及正常皮肤。采用 XTRAC 308 nm 准分子激光治疗仪治疗白癜风早期治疗效果明显，有效抗复发。接受氯化氙 308 nm 激光治疗，照射前无需准备，正式照射时间短，随治随走，对患者的工作和学习影响较小。

108

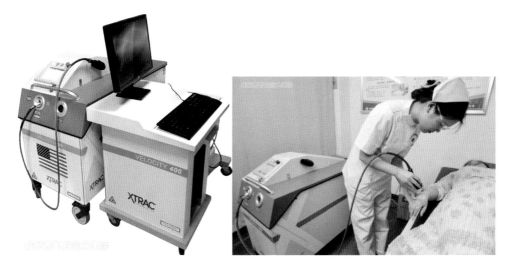

图 8-1　（XTRAC Velocity 400i）308 nm 准分子激光治疗系统及操作

3. 光化学疗法　目前常用的光化学疗法是补骨脂素联合 UVA 照射（PUVA）。患者口服补骨脂素后光敏效果可以持续 8 ～ 12 h，其中服用后的 1 ～ 3 h 内，皮肤对光的反应最敏感。补骨脂主要在肝中代谢，与白蛋白结合。甲苯磺丁脲能置换出与白蛋白结合的补骨脂素，从而会加重光敏反应。补骨脂素代谢速度较快，多次给药后一般不会在人体内产生药物的蓄积作用。PUVA 可以刺激表皮黑素细胞（MC）增殖、分化和转移，而且还有局部的免疫调节作用。PUVA 能使 T 细胞和皮肤朗格汉斯细胞数量减少，抑制皮肤炎症反应；还可以刺激生长因子的释放，从而诱导白癜风皮损毛囊内残存的黑素细胞增生、肥大，使皮损处色素再生，但具体机制还不清楚。PUVA 对节段型白癜风疗效优于泛发型。PUVA 对不同部位白癜风的治疗效果不一样，面部最好，指、趾末节较差，外阴部白癜风的治疗效果较差且易诱发癌变，不宜采用此疗法。但是 PUVB 疗法起效慢，连续治疗100 ～ 300 次后大约 20% 的患者疗效较好，50% 患者部分复色。若白斑连续 30 次治疗仍未见复色迹象，继续治疗一般也很少复色。此外在口服补骨脂素联合 UVA照射治疗白癜风时可能会引起白内障、系统性红斑狼疮、心血管系统疾病、肝病、肾病等病情加重。另外，补骨脂素有致畸作用，孕妇忌用。

　　其他光化学疗法还有 L- 苯丙氨酸联合 UVA 疗法和凯林联合 UVA（KUVA）疗法。L- 苯丙氨酸治疗白癜风的作用机制也不明确，普遍认为 L- 苯丙氨酸可抑制抗体产生，减弱了自身免疫介导的黑素细胞破坏；L- 苯丙氨酸和 UVA 联合能刺激黑素细胞活化，促进白斑周围或者毛囊球部黑素细胞向白斑处迁移，增加白斑区残存黑素细胞合成黑素。有研究者认为稳定期和依从性好的患者适合该疗法。关于凯林联合 UVA（KUVA）疗法，凯林与补骨脂类具有相似的光敏感作用，且光毒性弱，对 DNA 无光动力学影响。此外局部 KUVA 的疗程和剂量都较系统 PUVA 长，只要疗程和剂量足够，局部 KUVA 可能更有效地诱导白癜风皮损的复色。

（二）红外线

占日光总量 54.3% 的红外线（IR）对皮肤也有类似 UV 的色素沉着作用。红外线主要产生热效应，可以使健康成人 I ～ Ⅵ 型皮肤（皮肤复色由浅到深分为 I ～ Ⅵ 型）产生瞬间色素沉着（immediate pigment darkening，IPD）或持久色素沉着（persistent pigment darkening，PPD），并且随着 IR 剂量的增加，产生的色素沉着也是成比例增加，在 IR 剂量 > 720 J/cm^2 时 PPD 持续时间可以大于 2 周。热红外线（42℃，60 min）有类似中波紫外线（UVB）的作用，可促进体外培养的人表皮黑素细胞（MC）酪氨酸酶活性和黑素合成增加，并能促进角质形成细胞（KC）和 MC 共培养体系中有功能的活性 MC 数量增加。

UV 联合 IR 照射可增加 MC 细胞 HSP72 的表达。HSP72 与特殊周期蛋白 p53、核酸拓扑异构酶、骨架蛋白相互作用可影响细胞的生长、分化和凋亡。且细胞周期显示 UV 联合红外线照射后，MC 的酪氨酸酶活性及黑素含量显著升高。其处于 G1 期的 MC 下降，但处于复制过程中的 S 期及 G2 期细胞数相对增加，极有力地说明了联合作用的促 MC 分化作用。

此外，热对 UV 引起的皮肤损伤有积极的保护作用，IR 可使体内的超氧化物歧化酶和谷胱甘肽过氧化物酶活性升高，从而增强机体的氧自由基清除能力，达到抑制肿瘤的作用。

张悦等对红外线与窄谱中波紫外线联合治疗白癜风的疗效进行了观察[66]，治疗 3 个月后，结果为 IR 单独治疗组有效率为 20.59%，NB-UVB 单独治疗组有效率为 38.23%，而 IR+NB-UVB 联合治疗组有效率达到 64.71%；不同部位皮损对治疗的反应从快到慢依次为躯干部、面颈部、四肢、手足，达到显效 > 50% 需要的平均治疗次数是 14.65 次，IR 单独治疗组没有观察到不良反应，NB-UVB 组和联合组出现了轻度刺痛、干燥脱屑、红斑、局部色素沉着、疼痛及水疱，用药后 1 周消退，调整光疗剂量后无类似反应出现。UV 联合 IR 治疗白癜风不仅能提高临床疗效，并能降低 UV 单一治疗的风险，不失为一种安全有效的治疗方案。但目前研究较少，涉及的病例样本量也较小，需要更多的相关试验，扩大样本量，延长治疗疗程，来进一步验证红外线治疗白癜风的临床疗效和安全性。

（三）日光光照

虽然光疗是目前治疗白癜风最有效的方法，但让患者坚持治疗仍然很困难。白癜风患者每周需要去医院或诊所 2 ～ 3 次进行光疗，连续治疗 1 ～ 2 年才能达到满意的效果。相较于光疗，晒太阳是一种廉价的方法。患者在外用补骨脂酊、复方卡力孜然酊等光敏剂后再进行日光照射也对白癜风有较好的治疗效果。但是，在临床治疗过程中发现对白斑活动期的患者外用复方卡力孜然酊还可能造成皮损扩大、加重病情。有报道显示局部涂抹 1% 的二甲聚硅氧烷可以阻断 300 nm 以下波长的光，让 NB-UVB（311～312 nm）光谱内的光渗透皮肤[67]。一个小型双盲安慰剂对照试验发现，涂抹 1% 二甲聚硅氧烷乳膏后晒太阳可以使皮损复色并且不造成晒伤。但是该研究样本量较少，需要大样本的试验来验证其效果[67]。进行日光照射的曝光度常常难以控制，而且非治疗波长的光照还容易引起红斑等光损伤。由于每年的光照时间随季节变化，很多患者的皮损部位不便在公共场合暴露，这都限制了这种药膏的使用。而且涂抹这种药膏并不能阻止有害紫外线的伤害，没有 NB-UVB 那么安全。

（四）氦氖激光

氦氖激光（He-Ne laser）波长为 632.8 nm，是一种低能量激光，近年有用氦氖激光治疗白癜风的报道。氦氖激光与其他传统疗法相比，具有易操作、价格便宜等特点，并且无红斑、烧伤等副作用。这种低能量激光治疗白癜风并不是应用其热效应，而是利用其对暴露细胞的直接生物刺激，如角质形成细胞、成纤维细胞、黑素细胞等。此外氦氖激光照射后可以增强黑素细胞对 Ⅳ 型胶原的附着，同时抑制了黑素细胞的可动性，但加强了 Ⅰ 型胶原上黑素细胞的迁移；氦氖激光照射后 $\alpha_1\beta_2$ 整联蛋白的表达增强，从而促进了黑素细胞的增殖，磷酸化 cAMP 反应因素结合蛋白（CREB，一种黑素细胞生长的调节剂）在氦氖激光处理后是上调的。Wind BS 等比较了氦氖激光、UVA 和 NB-UVB 照射白癜风白斑处色素增长的作用，结果显示，各组间差异没有统计学意义[68]。氦氖激光可以刺激原始色素细胞的分化，这种作用即使是大剂量甚至是造成损害剂量的 UVB 也未出现过。氦氖激光通过提高 $\alpha_1\beta_2$ 整联蛋白的表达来刺激黑素细胞的增殖，Wu CS 等做了一个氦氖激光治疗稳定期白癜风的临床试验，皮损部位为头或颈部，氦氖激光以 3.0 J/cm^2 的剂量照射皮损处，每周 1 次或 2 次。在进行 17 个疗程后，大多数患者均出现色素沉着。60% 进行连续治疗的患者出现了明显的重新着色（＞50%）[69]。Yu HS 等用氦氖激光治疗头、颈部节段型白癜风 30 例，取得了良好效果。他们发现 He-Ne 激光照射后，黑素细胞生存、生长和移行的调节因子水平升高，为白癜风患者白斑区黑素细胞的增殖、移行及损伤修复创造了微环境[70]。因此，氦氖激光照射引起的黑素细胞的增殖与迁移既有激光的直接效应，又有照射后角质形成细胞释放的细胞因子的间接作用。

（五）点阵激光治疗

点阵激光是近 10 年推出的新型激光治疗技术，由于其独特的作用和疗效，已广泛用于皮肤科治疗。与传统剥脱性和非剥脱性激光不同，点阵激光仅作用部分皮肤，保留周围正常皮肤完整性，促进皮肤损伤愈合，具有应用范围广、疗效好、不良反应小、愈合时间短等优点，已成功用于瘢痕、光老化、萎缩纹、色素性疾病、脱发等皮肤病。在白癜风的治疗中也有较好的辅助作用。根据水对光吸收能力的强弱，点阵激光分为剥脱性点阵激光和非剥脱性点阵激光，前者包括 2940 nm Er：YAG 激光、2790 nm 钇镓石榴石激光及 10 600 nm CO_2 点阵激光；而 1320 ～ 1550 nm 频段的光波仅被水轻中度吸收，被称为非剥脱性点阵激光，可透过含水分少的角质层而深入含水量多的表皮及真皮组织，保留了较为完整的角质层。点阵式光热分解作用（fractional photothermolysis，FP）理论是点阵激光的基本原理，是传统选择性光热分解作用（selective photothermolysis，SP）理论的拓展和延伸。点阵激光产生多个点阵样排列的微小光束作用于皮肤，形成直径为 50 ～ 100 μm，穿透深度为 200 ～ 500 μm，间隔 200 ～ 300 μm 的微治疗区或微热带（microscopic thermal zone，MTZ），控制治疗部位的深度、宽度及密度。在 MTZ 区域可见真皮基质均质化和微小表皮坏死碎片（microscopic epidermal necrotic debris，MENDs），其周围未损伤的角质形成细胞快速迁移、增殖、上皮化，修复微治疗区，并启动表皮创伤修复，真皮组织重塑及胶原纤维增生、重排，达到治疗的目的。相比传统激光，在一定的能量密度下，点阵激光穿透皮肤形成真正的孔径，MTZ 周围均残留正常组织，并且随着微阵列的密度的变化而变化，角质形成细胞移行至 MTZ 的距离缩短，微小创面愈合更快，风险更小，安全性更高。

　　近年来人们尝试应用点阵激光来治疗白癜风，并且已经获得了一些疗效。其治疗白癜风的原理归纳为以下几点：①点阵激光增加白癜风黑素细胞移植的成活率，大量临床资料证实角质形成细胞和黑素细胞共培养移植治疗白癜风，疗效肯定，但吸疱法、磨削法等方法对组织的损伤难以精确控制，而且处理眼睑、口周、鼻唇沟特殊部位受到极大限制。CO_2 点阵激光在白癜风角质形成细胞和黑素细胞共培养移植治疗中疗效佳、复色效果好，是一种不受客观条件限制、深度可控、见效快、安全性高、操作简单的处理方式，而 CO_2 点阵激光在白癜风黑素细胞移植中进行病灶剥脱精确可控，移植成活率高，效果好，值得进一步推广的辅助治疗。②点阵激光可以构建药物传输通道增加药物皮肤吸收率及渗透率。Vachiramon V 等观察 27 例非节段型白癜风患者手部皮损，随机分为 A 治疗组（CO_2 点阵激光、NB-UVB、0.05% 丙酸倍氯米松乳膏）及 B 治疗组（NB-UVB、0.05% 丙酸倍氯米松乳膏），发现 A 治疗组 6 处（23.1%）皮损复色良好，B 治疗组仅 1 处（3.9%）皮损复色理想，A 治疗组疗效优于 B 治疗组，提示 CO_2 点阵激光治疗白癜风效果显著，对临床治疗有一定指导意义。增加 CO_2 点阵激光治疗，疗效明显提高，认为三者联合应用对难治性白癜风有较好的疗效[71]。Rerknimitr P 等研究表明临床上采用 1550 nm 非剥脱性点阵激光联合 0.1% 他克莫司软膏治疗特发性点状白斑，疗效明显优于单纯药物治疗，且较为安全，为白癜风等色素障碍性疾病的治疗提供了有价值的参考依据。研究发现点阵激光可以增加药物皮肤吸收率及渗透率，减少药物剂量，提高生物利用度，减轻不良反应，缩短创面愈合时间[72]。吴纪园等发现点阵式 Er：YAG 激光配合外用他克莫司软膏治疗局限型白癜风疗效佳且安全，其机制可能是白癜风常规药物治疗慢，疗效不佳，且有些患者发病部位为光暴露区，不宜用 NB-UVB 或 308 nm 准分子激光治疗，而点阵式 Er：YAG 激光利用"激光打孔"的原理，发射高能量激光作用于皮肤，既防止皮肤过度损伤，促进外用药物的吸收，又促使皮损处病理性 T 淋巴细胞清除、凋亡，使局部产生细胞因子而刺激毛囊外毛根鞘黑素细胞增生、移行，促使创面修复、皮损复色[73]。③点阵激光启动可控的皮肤修复过程，促进黑素细胞形成，刺激黑素增值与迁移。孟丽亚等观察 CO_2 点阵激光联合 308 nm 准分子激光治疗稳定期白癜风的疗效和安全，发现采用 CO_2 点阵激光联合 308 nm 准分子激光与仅行 308 nm 准分子激光在各部位显效率差异均较明显，治疗时间明显缩短，不良反应小，表明两种方法联合应用有协同作用[74]。机制可能是点阵激光剥离角质层可以降低表皮的光保护作用，增加紫外线的渗透力，使真皮层得到更多的暴露，刺激位于皮损部位真皮内的黑素干细胞，同时 308 nm 准分子激光能有效诱导皮损局部浸润的 T 淋巴细胞凋亡，刺激黑素细胞的迁徙和增殖；而点阵激光利用 FP 理论，启动可控的皮肤修复过程，诱导局部发生一系列生化反应，促进局部毛细血管及黑素细胞增生，增加真皮乳头层血供，皮损区分泌各种细胞因子及生长因子促进了黑素细胞的分裂增殖，此外产生金属蛋白酶 -2 促进来自周边正常皮肤的黑素细胞迁移至皮损区。

点阵激光治疗白癜风方面疗效肯定，安全性高，但由于激光参数的设置、操作者的经验和患者的个体差异可导致不良反应的发生，分为短暂性不良反应和持久性不良反应，前者包括水肿、皮肤干燥、结痂、脱痂、瘙痒、皮肤一过性敏感程度增加等；后者包括红斑、色素性改变、感染、瘢痕、接触性皮炎、麻醉毒性等。

点阵激光在稳定期白癜风的治疗中可以作为一种辅助疗法，与多种治疗方法和药物联合应用，不仅能加强外用药物和紫外线等的疗效，且安全性高，对于不同皮损部位疗效都较为显著，是治疗白癜风的一种重要手段。

五、外科治疗

白癜风的外科疗法（即手术治疗）适用于对光疗和药物治疗无效的稳定期白癜风患者，对非手术疗法不敏感的皮损，如唇、手足、手指及生殖器等部位也可采用外科疗法。外科疗法包括自体表皮移植法、单株毛发移植、自体角质形成细胞移植、自体黑素细胞移植等。

白癜风外科治疗的患者遴选标准：①入选标准：可用手术治疗的白斑，节段型/局限型＞泛发型，稳定期白癜风，面部/颈部＞躯干＞肢端。②排除标准：同形反应，6个月内有新发皮损或皮损扩大，指趾末节或口唇皮损，肢端皮损，瘢痕体质。③附加要求：除外局限型/节段型的药物及光疗等治疗无效者，不患有凝血功能障碍或其他影响手术疾病者，过敏史、用药史、既往病史明确者[75]。

（一）自体表皮移植法

自体表皮移植法常采用负压起疱自体表皮移植治疗白癜风，一般用于稳定期的顽固性白癜风，进展期白癜风和瘢痕体质是其禁忌证。自1971年由Falabella R等首次报道用于治疗脱色性疾病，在过去的30多年来被国内外皮肤科医师广泛应用于治疗白癜风，是一种安全、易操作的治疗方法，皮片存活率达90%左右，已成为治疗稳定期白癜风的常用方法（尤其是对于节段型和局限型患者）。方法为在白癜风患者白斑处（受植区）与非白斑处（供皮区）同时以负压吸引发疱，将受植区疱壁剪弃，然后把供皮区疱壁剪下并移植至受植区裸面（图8-2）。自体表皮移植法愈后无瘢痕，较为安全、有效，适用于小面积皮损（图8-3）。有研究应用自体表皮移植术联合微晶磨削治疗白癜风患者74例，所有病例均未见明显的不良反应，均无瘢痕形成，总有效率为89.2%。但是在临床中自体移植患者中仍存在5%～10%的患者疗效差，存在皮片不存活或者复色率低的情况，除技术等人为因素外，可能与白斑局部微环境变化不平衡，白斑移植处角质形成细胞（keratinocyte，KC）更容易凋亡而引起黑素细胞（melanocyte，MC）存活因子如内皮素-1（ET-1）、干细胞因子等产生减少，及局部存在免疫功能异常，对移植的MC发生了细胞介导的免疫反应等因素有关。自体表皮移植需要同时在自身皮肤获取表皮，需要几乎与皮损区等量的供皮区，且自体表皮移植存在部分部位不易实施，移植后形成鹅卵石样外观，色素生长缓慢，部分色素消失等问题，故目前表皮移植常联合其他方法治疗，改善白斑局部微环境，提高自体表皮移植的有效率，减少复发率，以期获得更好的治疗效果。自体表皮移植可与308 nm准分子光联用，也可与卡泊三醇、他克莫司联用，而与多种中药制剂的联用亦可见相关报道[76-77]。

（二）自体微移植

自体微移植亦称钻孔皮肤移植，是一种采用患者自体大腿或上臂色素正常处全厚层钻孔取皮，并移植于已钻孔去皮片的白斑处的技术。本法较自体表皮移植法操作简单、易行。有报道将自体微移植与自体表皮移植进行了比较，发现二者色素恢复水平相当，不同的是前者供皮区均见浅表性瘢痕，并且有的受植区出现

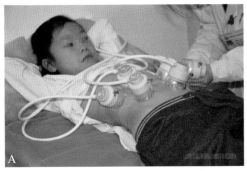
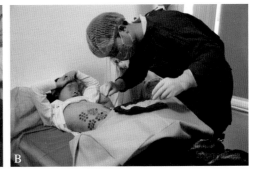
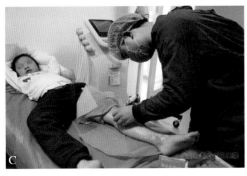

图 8-2   自体表皮移植术
A. 负压吸疱；B. 取皮；C. 移植

"鹅卵石样"外观。故其综合疗效较自体表皮移植逊色。在自体表皮移植不幸失败后，有的学者主张继以自体微移植可取得成功，并称之为"外科复合治疗"。

（三）单株毛发移植

单株毛发移植由 Falabella R 于 2001 年首次报道，该技术适合头皮、眉毛、胡须等无法实施发疱自体表皮移植的部位。毛囊内有活动的黑素细胞，因此单株毛发移植可以治疗白癜风。该方法主要适合头皮、眉毛等毛发区的白癜风治疗。手术方法：首先在患者枕部切取一块约长的梭形皮肤，清洗后用刀片将其分割成许多单株毛发，然后用移植器把每株毛发移植至受植区。对于受植区为光滑皮肤者，毛囊植入前应切除毛囊下组织。戴叶芹、许爱娥用单株毛囊移植方法治疗头皮、眉毛等处的白癜风，有 25 例患者共 32 处白斑进行移植，结果移植后的 2 ~ 8 周后有 17 处白斑（53.1%）出现移植毛囊周围的色素恢复；12 周后色素恢复的直径逐渐扩展至 2 ~ 10 mm，且逐渐出现融合，恢复正常肤色的面积≥ 50% 皮损面积；移植的毛囊在术后 1 个月左右会出现一过性脱落，2 ~ 3 个月后再长出新发，未出现明显的瘢痕及其他不良反应[78]。单株毛囊移植一般移植范围较小，移植后的毛发可以逐渐转变为与周围毛发相似的状态，对毛发部位的白癜风患者治疗效果较好。

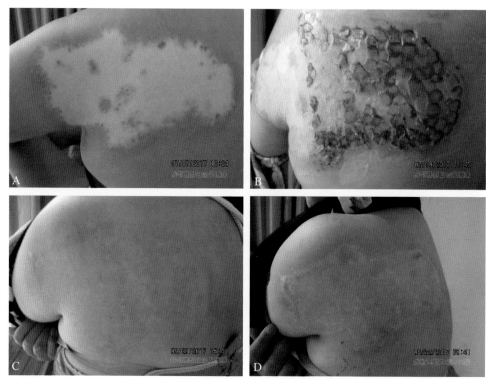

图 8-3 自体表皮移植术效果对比

A．治疗前；B．术后 1 周；C．术后 1 个月；D．术后 3 个月

（四）自体黑素细胞移植

自体黑素细胞移植是一种分离正常皮肤的黑素细胞在体外培养扩增后再移植到白癜风患者皮损处的自体移植的方法。自体黑素细胞移植的一般操作是先在需治疗的皮损处负压吸疱，然后沿水疱壁边缘剪下疱壁，将其用胰酶消化分散后进行细胞培养，然后将培养获得的黑素细胞种植在祛除表皮的皮损区。有研究显示将黑素细胞移植至经激光磨削的白斑处治疗顽固性节段型白癜风的复色率可达到 95% ～ 100%。自体黑素细胞移植要达到满意复色的最小黑素细胞数量为 210 ～ 250/mm²。但是由于黑素细胞数量来源有限，并不适合较大面积的移植治疗。随着黑素细胞培养技术发展，经体外培养后能获得较大数量的黑素细胞。有研究者使用生物反应器微载体细胞培养体系，培养大量自体黑素细胞，15 天收集到的黑素细胞数量是最初接种时的 24 倍。Liu 等把黑素细胞接种在壳脂糖包被的三维微球体上，发现黑素细胞能在无生长因子和无血清环境下生长，并将这些黑素细胞再接种到胶原包被的表面时，黑素细胞恢复其生理的树枝状结构[79]。因

此，应用以壳脂糖作基质的培养方法，将在促进黑素细胞制备和移植中有望发挥更好的作用。

角质形成细胞（KC）对黑素细胞（MC）的生物学性状的影响非常重要，MC可在移植部位形成色素沉着，而 KC 促进伤口快速愈合，对色素恢复和皮损愈合都具有重要功效。因此 KC-MC 共培养移植被众多学者采用。近年来用非培养的自体 KC-MC 的混悬液治疗稳定期白癜风屡见报道，尤其对节段型白癜风取得较好的疗效。方法为：取约 1/10 受体区大小正常皮肤组织，经胰蛋白酶和 EDTA 混合液消化、收集、离心、制备细胞悬液，再将细胞悬液接种于刮擦过的脱色区，其上用胶原覆盖。本方法取皮少，细胞较易培养，获取细胞较多，具有较好疗效，是一种简单、安全和有效的治疗手段，但需要一定的技术条件，价格高。Mulekar SV 等应用非培养的自体 KC-MC 混悬液移植法（以下简称 MKT）治疗 40 例难治部位白癜风如手指、舌头、眼睑、唇、乳晕、肘部、膝盖及外生殖器部位；结果50% 以上的患者复色面积 > 65%，皮损开始出现复色最短在移植后 6 个月，最迟在移植后 1 年[80]。MKT 安全性能好，操作简单，用于治疗某些难治部位白癜风具有很好的临床疗效。

因此，自体黑素细胞培养移植治疗白癜风是目前较前沿的研究和发展方向之一。

（五）毛囊细胞悬液移植法

毛囊是黑素细胞和黑素干细胞重要的储存处，这个储存黑素细胞及黑素干细胞的地方对于白癜风的治疗至关重要：白癜风的皮损复色都是以毛囊为中心的，缺乏毛囊的部位（比如手掌和眼睑）对药物治疗效果差。用从毛囊提取的单细胞悬液治疗白癜风，无创、操作简单、直接，且可以反复使用。Mohanty S 等用毛囊单位提取法（FUE）获取 15 ~ 25 个毛囊，用胰酶 -EDTA 37℃ 消化 90 min 以分离毛囊外根鞘细胞（outer root sheath，ORS）细胞，经 70 μm 细胞筛过滤后，以 1000 r/min 离心 5 min 后重悬移植至去表皮的受皮区。治疗结果为，14 个患者中有 9 人获得了 75% 以上的复色；稳定期大于 1 年的患者平均复色比例明显高于稳定期小于 1 年的患者[81]。隆突部的毛囊外根鞘的毛囊干细胞（hair follicle stem cells，FSCs）具有无限增殖的能力，能够分化为皮肤的各种成分，经过一定的刺激（比如光疗），FSCs 可分化为黑素细胞。因此 ORS 细胞移植治疗白癜风具有很大的优势。

（七）ReCell@ 细胞自体体外再生治疗技术

ReCell@ 细胞自体体外再生治疗技术（简称 ReCell@ 技术）在 1992 年由澳大利亚皮肤学专家首创，并将其应用于临床。ReCell@ 技术现已广泛应用于医学领域，在欧洲多个国家中已经被作为皮肤创伤、烧伤、瘢痕修复、色素异常等皮肤病变的临床常规治疗。2008 年该技术经国家食品药品监督管理总局批准引入我国，但在国内的相关报道较少。ReCell@ 技术对稳定期白癜风、黑素细胞痣等皮肤色素异常有良好的治疗效果。

ReCell@ 技术是一项自体皮肤细胞收集、处理和移植的技术，无需培养就可以获得自体细胞悬浮液。ReCell@ 技术的具体操作流程：①将 ReCell@ 试剂盒置于无菌工作台上，并提前配置好胰蛋白酶溶液及乳酸钠试剂，给试剂盒加温 3 min。②根据需要治疗的皮肤区面积在供皮区取相应的刀厚皮片（每 1 cm² 供皮区对应 80 cm² 治疗区，每处供皮区最多取材 4 cm²）。③将皮片用胰蛋白酶溶浸泡 15 ~ 20 min，使细胞分离。④在分离表皮细胞的同时对治疗区进行打磨；取出皮片并置于乳酸钠试剂中，中和胰蛋白酶，分离表皮和真皮（若无法分离，再放入胰蛋白酶溶液中温浴 5 min，直至可完全分离）。⑤刮削皮片基底膜两侧细胞，用乳酸钠试剂反复冲洗后过滤，收集滤液，即 ReCell@ 细胞悬液，将其均匀喷洒于治疗区域；若有剩余滤液，可将其喷洒至供皮区。⑥最后用保护敷料分别覆盖供皮区和治疗区。术后禁止在手术区肢体输血、输液、测血压，密切观察创面敷料有无渗血、渗液及异味，每 2 ~ 3 天更换外层敷料，6 ~ 7 天后去除外层敷料，根据伤口愈合情况决定是否去除内层敷料；根据治疗目的决定是否防晒，白癜风等色素缺失患者不需防晒，其他患者应在半年内严格防晒，并涂抹防瘢痕药物，以减少色素沉着及瘢痕[82]。

ReCell@ 技术较传统的皮肤移植技术有很多优势，如技术简单、所需时间短。ReCell@ 技术收集组织、分离细胞和制备细胞悬液共需 20 ~ 30 min，细胞存活率为 75.5%，存活细胞数为 $1.70 \times 10^6/cm^2$，在更短时间内，ReCell@ 技术在细胞存活率和存活细胞数上可媲美于甚至超越了传统的细胞分离方法，而且注射器喷洒的使用方式、手术室的使用环境、短暂的冷藏都不会影响 ReCell@ 的细胞活性。ReCell@ 技术获得的细胞悬液含 64.3% 角质形成细胞、30.3% 成纤维细胞、3.5% 黑素细胞，该比例与正常皮肤细胞比例相近，保证了细胞间数量上的平衡，在细胞移植到表皮后成纤维细胞将重新合成和分泌各种纤维及有机基质，维持细胞稳态，保证移植细胞的成活和健康生长。且 ReCell@ 细胞悬液均匀地喷洒于创面后，细胞与创面直接接触，创面微弱的血液运行，就能供给 ReCell@ 细胞充足的养分，促进创面的修复愈合[83-85]。

ReCell@ 技术治疗白癜风的报道目前还较少。Cervelli V 等采用 ReCell@ 技术治疗了 15 例稳定期白癜风患者，3 例（20%）寻常型白癜风，7 例（46.6%）节段型白癜风，5 例（33.3%）局灶型白癜风，结果 12 例患者达到了 75% 以上的复色，3 例患者达到 25% ~ 50% 的复色，说明采用 ReCell@ 技术治疗白癜风较传统移植方法更简单，更便宜，更省时，不需要复杂的实验室设备与方法[86]。Mulekar

SV 等对 ReCell@ 技术和传统 MKT 法对白癜风的疗效进行了比较。他们对 5 例患者的 10 处相同部位的皮损（左右对称部位的皮损或位于相同部位的 2 片单独的皮损）分别用 ReCell@ 技术和传统 MKT 法治疗，结果 ReCell@ 技术治疗的 5 处皮损中 2 处达到了 100% 复色，1 处复色 65%，1 处复色 40%，还有 1 处没有复色；用传统 MKT 法治疗的 5 片皮损中，3 处达到 100% 复色，1 处复色 30%，1 处没有复色[87]。他们认为 ReCell@ 技术可能是一种治疗白癜风的有效方法，但需要大量样本的研究来进一步验证其有效性，其治疗的适当细胞溶液浓度也需要深入研究。

六、白癜风治疗优化方法——联合治疗

白癜风的发病原因目前尚不清楚，因此其治疗也较为困难。目前白癜风的临床治疗方法虽很多，但临床疗效由于个体的不同存在很大的差异。传统治疗时间长，因药物不良反应或难以坚持而终止的治疗者不少。西医的手术疗法，疗效肯定，方法简单，是本病治疗的一个突破，值得进一步推广。中医中药用药和方法多样。但单一治疗方法显效率低、治疗周期长、不良反应多、较高的复发率等使医患双方均不太满意。很多临床报道显示，联合治疗方法效果明显优于单一疗法。中西医结合治疗，二者可互补长短，提高疗效。因此多种治疗方法的联合应用是今后治疗白癜风的趋势。目前白癜风的联合治疗以糖皮质激素、钙调磷酸酶抑制剂、光疗等为主要疗法，它们间相互联合或与其他辅助疗法联合。

光疗的联合治疗：光疗的联合治疗疗效优于单一疗法。联合治疗主要有：光疗＋激素口服或外用；光疗＋钙调神经磷酸酶抑制剂外用；光疗＋口服中药制剂；光疗＋维生素 D_3 衍生物外用；光疗＋光敏剂外用；光疗＋移植治疗；光疗＋口服抗氧化剂；光疗＋点阵激光治疗；光疗＋皮肤磨削术等。光疗联合治疗一方面提高了光疗的效果，皮损复色率更高，另一方面也可以减少光疗的副反应。

糖皮质激素治疗白癜风可以使其转为稳定期，因此糖皮质激素广泛应用于局限型白癜风的治疗，尤其在面颈部等光暴露的皮损处疗效较好。此类药物虽起效快、使用方便，但不良反应大，停药后易出现反弹作用，所以不宜长期应用。其多与其他疗法联合应用，可缩短疗程。①与 NB-UVB 联合治疗，降低单用 NB-UVB 的光敏性和光毒性，与 PUVA 的短期治疗疗效相仿，且不良反应小；②与外科手术联合治疗，达到控制皮损进展、同时减少自体表皮移植术引起的同形反应的发生，确保自体表皮移植术的成功率；③与 308 nm 准分子激光／光联合治疗，起效快且疗效好，缩短 308 nm 准分子激光／光的照射时间，还可减少激光照射引起的皮肤不适反应。

钙调磷酸酶抑制剂包括他克莫司软膏和吡美莫司乳膏，不良反应较小，被临

119

床广泛应用，可替代糖皮质激素用于头颈部白癜风皮损患者和儿童等不宜长期应用的患者。此类药物也常与其他疗法联合应用治疗白癜风。①与 UVB 联合治疗，可明显提治疗反应率；②与中药制剂联合治疗，明显提高疗效，推测与恢复和调节体内辅助性 T 淋巴亚群的平衡有关；③与 308 nm 准分子激光联合治疗，可诱导白癜风患者皮损处异常增殖的 T 细胞凋亡，其安全有效性也适用于儿童患者。

卡泊三醇是维生素 D_3 的衍生物，具有调节免疫及调节角质细胞增生、分化等作用，近年来被尝试用于白癜风的治疗。局部外用卡泊三醇软膏或他卡西醇软膏可增强 NB-UVB 治疗白癜风的疗效。维生素 D_3 的衍生物制剂与其他疗法联合应用治疗白癜风。①与 PUVA 联合治疗，可加速白癜风患者皮损处的复色，减少 PUVA 白癜风防治的用量，降低其不良反应的发生率；②与 308 nm 准分子激光 / 光联合治疗，可快速复色，减少长期光疗带来的不良反应；③与糖皮质激素联合治疗，有效率可明显提高，复色效果更加稳定，减少单用激素带来的不良反应；④与 NB-UVB 联合治疗，可明显提高复色率。

皮肤移植治疗白癜风效果明显，而联合光疗、糖皮质激素等可提高疗效或巩固效果，防止复发。①与糖皮质激素联合治疗，可明显提高复色率；②与 PUVA 联合治疗，提高复色率的同时，也可使移植后色素得到更大限度的扩展；③与 NB-UVB 联合治疗，可明显提高稳定期顽固性白癜风患者的复色成功率。

迄今为止，白癜风发病机制尚未完全明确，往往需要综合考虑患者的发病年龄、性别、分型、分期及患者的皮损部位等因素，制订合适的联合治疗方案。

七、其他治疗方法

（一）脱色疗法

脱色疗法又称逆向疗法，是指用脱色剂或物理方法使久治不愈的白斑边缘着色过深的皮肤变淡接近正常肤色或消除泛发型白斑中残留的正常皮肤色素，从而达到肤色一致的效果。脱色疗法是改善患者外观的一种方法，适用于皮损面积大于 50% 且现有的治疗方法已经无效的患者。对于颜面部大面积白斑仅残留小面积正常肤色皮肤的患者，若放弃其他治疗方法，可考虑选择脱色法以改善外观。脱色疗法一般应用于大面积白斑的成年患者，儿童和青少年患者治愈或限制白斑发展的概率较高，应积极治疗，一般不考虑脱色疗法。脱色疗法常用的脱色剂为 20% 氢醌苄醚膏或 4- 对甲氧酚，每天外涂 2 次以脱色。脱色疗法所用的脱色剂对皮肤有较强的刺激性，可能会引起接触性皮炎、局部皮肤红肿、皮肤干燥瘙痒。脱色后的皮肤薄弱且色浅容易发生晒伤。此外，脱色剂的使用可能增加上皮源性肿瘤发生的概率。在使用脱色剂时需要做斑贴试验，无过敏者方可擦药。擦药时应先从颜面、颈部、四肢等暴露部位开始，脱色剂不要沾染身体的其他部位，一般来说肥皂水就可以洗去脱色剂。用脱色剂脱色不能达到一次完全脱色，需要一段时间才能完成，且脱色治疗后仍需要每 3 ~ 4 个月定期脱色来巩固疗效。脱色剂脱色一般为永久性脱色，治疗后需终身保护皮肤，避免紫外线损伤。Q- 开关红宝石激光（Q-switched ruby laser）通过选择性光热作用可以破坏黑素细胞、角质形成细胞中的黑素小体，脱色安全有效。有研究者采用 Q- 开关 755 nm 绿宝石激光（Q-switched 755 nm alexandrite laser）治疗难治性色素沉着，共治疗 10 次，随访 5 年未见复发。由于黑素细胞对冷冻治疗的高度敏感，有人对白癜风患者行冷冻脱色，获得了完全和永久性的脱色效果而且无并发症和瘢痕出现。此外，还可以选择液氮冷冻发疱脱色。

（二）遮盖疗法

遮盖疗法是指对于某些发生在暴露部位的白癜风，因职业或美容需要，使用含有染料的化妆品或其他遮盖剂对白斑进行遮盖，是暂时纠正局部肤色异常的方法。目前市售的白癜风遮盖剂产品大概有两类：以白陶土（高岭土）为主要成分的遮盖霜和含 0.2% ~ 5% 二羟基丙酮的乙醇溶液。前者和普通化妆品一样可以擦掉或洗掉，而后者可以和皮肤的角质形成细胞结合，形成与肤色相近的颜色，但随着皮肤角质形成细胞的脱落，这种颜色逐渐变淡，一般 2 周后可完全消失。遮盖剂一般不添加治疗白斑的药物成分，多数没有治疗作用，一般情况下也没有毒副作用。理想的遮盖剂应该能够防水，不易洗掉，还可以允许患者根据肤色选择合适自己的遮盖剂。

遮盖疗法属于暂时的美容法，属于被动治疗，多因社交需要而使用。尽管遮盖疗法能暂时达到美容效果，但也遮挡了阳光中的紫外线，反而对白癜风的治疗不利，一般不提倡。遮盖剂适用于暴露部位且久治不愈的完全脱色的小面积白斑，但不要常用、久用，以免影响白癜风的治疗。

（三）文色疗法

文色疗法是指将带有色素的非致敏性物质通过物理方法植入白斑处，达到与正常肤色一致的美容术。文色技术能够对一些顽固、难治的白斑起到较好的遮盖效果，特别是近几年新型文色染料的出现和文色技术的改良，减小了文色皮肤与自然皮肤的色泽差异，满足了患者的社交需求。文色疗法适用于白斑常规复色疗法失败或其他复色疗法有禁忌证的稳定期患者，特别是药物或外科治疗难度较大的部位（唇、耳、鼻、肘、膝等部位）及影响美观的暴露部位的白斑。文色染料一般选用不同深度颜色的氧化铁染料，使用时根据患者复色进行调配。染料颜色一般不选择黑色和灰色，因为这两种颜色使文色区呈紫色或蓝色，影响文色效果。

121

文色前白斑区用 70% 异丙醇或 10% 聚维酮碘消毒，用 5% 的利多卡因乳膏局部麻醉，唇、肢端可采用阻滞麻醉。局部麻醉时可在局麻药中加入微量的肾上腺素，使麻醉效果持久和减少组织液渗出，但在耳缘、指（趾）、口唇等部位禁用，以免组织缺血坏死。文色机可选用电动式或脚踏式高速旋转机，针头出入皮肤频率最高可达 9200 次 / 分，刺入皮肤深度 1 ～ 1.75 mm，可根据不同部位皮肤厚度进行调整。文色时须使染料刺入真皮深层，这样才能维持文色区颜色。操作前将调好颜色的染料装入针箱内，操作时针头与皮肤垂直，并用含抗生素的无菌棉球吸取皮肤表面的染料，待在白斑区见到均匀密集的文色斑后停止操作，文色区外涂抗生素软膏，用无菌纱布覆盖包扎，1 ～ 2 天后去掉。文色后 1 ～ 2 周，文色区禁止接触丙酮、酒精、去污剂、肥皂等有机溶剂，以免染料脱色引起的颜色祛除或不均匀。文色几周后大约有 20% 的染料脱落，文色区颜色会略有减退，所以文色染料颜色要略深于正常肤色，以缩小文色区颜色与周围正常肤色间的差距。由于文色染料中含有钛、滑石等物质，可引起局部过敏反应，一般要在文色前 2 周左右进行斑贴试验，阴性者才可进行文色治疗，避免过敏反应影响治疗效果。文色疗法能使白斑区染色，但文色区的光彩与正常肤色仍有一定的差距，不能随光照和季节变化。当文色结果不理想时，可以用二氧化碳激光将染料祛除。

（四）血液透析疗法

在对白癜风合并尿毒症患者进行血液透析治疗的过程中发现，久治不愈白癜风患者的皮损缩小并消失，因此有人将血液透析治疗应用于白癜风患者。一般采用碳酸盐透析液进行血液透析，每周 2 次，每周 4 h。但血液透析疗法治疗白癜风多为个案报道，病例较少，其疗效并不能确定，有待进一步研究。

（五）自血注射疗法

自血注射疗法即自血疗法，是抽取患者少量血液，再将全血或血清注射到白癜风皮损处来治疗疾病的方法。血液中含有多种微量元素、抗体、激素和酶类，全血或血清注入皮肤后，其通过毛细血管壁到达血液内，可产生生物原性物质，对机体中枢神经系统起良性刺激作用，刺激机体产生非特异性免疫反应；促进机体白细胞吞噬作用，达到调节机体内环境，降低机体敏感性和增强机体免疫力的功能；同时刺激机体产生自身抗体，促进网状内皮系统的细胞吞噬作用，抑制变态反应，抑制白细胞游走、溶酶体释放，抵御外来变应原的干扰，可使 IgA、IgM、IgG 增高，IgE 下降。中医认为，自血疗法集传统中医放血、针刺、穴位注射疗法于一体，通过持久刺激穴位以协调机体阴阳，调整脏腑经络功能，从而达到治疗疾病的目的。自血疗法常被用于治疗的顽固性皮肤病，如痤疮、皮肤瘙痒症、银屑病、白癜风等，而这些疾病大都与感染、机体免疫失调、或遗传等因素密切相关。王来英等采用自血疗法联合地塞米松皮损内局部注射治疗局限型白癜风患者 38 例[88]，方法：抽取静脉血 2 ~ 3 ml，地塞米松 1 ~ 2 mg，2% 利多卡因 2 ~ 3 ml，充分摇匀，在表皮与真皮之间做皮内浸润注射，以皮损由白色转为血色为度。半个月复诊，可视病情重复治疗，连续治疗 4 个月，共 8 次后评定疗效，无效终止治疗，有效继续治疗。结果：46 块皮损治疗 2 ~ 8 次，平均 6 次，疗程 1 ~ 4 个月，平均 3 个月。46 块皮损中痊愈 14 块（30.43%），显效 19 块（41.3%），有效 9 块（19.57%），无效 4 块（8.70%），有效率为 71.73%。进展期 17 块皮损中痊愈 5 块（29.41%），显效 6 块（35 29%），有效 3 块（17.65%），无效 2 块（6.9%），有效率为 64.7%。稳定期 29 块皮损中痊愈 9 块（31.03%），显效 13 块（44.83%），有效 6 块（20.69%），无效 2 块（6.9%），有效率为 75.86%。结果显示自血加地塞米松皮损内局部注射治疗局限型白癜风安全有效，稳定期疗效略优于进展期，面部、颈部疗效优于其他部位。霍亚兰等采用自血注射疗法联合复方甘草酸苷治疗局限型白癜风[89]，方法：治疗组行自血疗法，根据白斑大小，采取适量静脉血，在白斑处皮下注射，以形成橘皮样外观为宜。对于进展期或较厚皮肤部位皮损，则酌量加入醋酸甲泼尼龙注射液，充分混合后在白斑处皮下注射，每 2 周注射 1 次，8 周为 1 个疗程，同时口服复方甘草酸苷 3 片（12 岁以下儿童 1 片），每日 3 次；对照组外涂卤米松软膏，每日 2 次，同时口服复方甘草酸苷，用法同治疗组。结果：治疗 8 周后，治疗组总有效率为 60.60%；对照组总有效率为 35.14%，两组总有效率比较差异有统计学意义。治疗过程中，对照组有 2 例患者出现局部烧灼感，2 例出现毛囊性红色丘疹，均较轻微，未作处理，治疗组未发现明显不良反应。盛琪等对自体表皮移植术和自血疗法治疗白癜风的疗效进行了比较，自体表皮移植组总有效率 96%，自血疗法组总有效率 70%，经比较两个样本，两组总有效率差异有显著性，用自体表皮移植术治疗白癜风明显优于自血疗法[90]。自血局部注射疗法，不存在部位的局限型，可将血液中营养成分直接注入病变部位，通过血液细胞崩解释放能量和活性物质，给局部黑素细胞足够的营养，使其功能恢复。同时可激发机体的免疫功能，调节内分泌紊乱状态，增强抗病能力。自血疗法的副作用较少，没有严重副反应发生，且痛苦相对皮肤移植手术小，疗效较好，对静止期和进展期都有效果，可以作为白癜风治疗的理想选择，可以与其他疗法联合使用，增强疗效。

（六）高浓度富血小板血清（PRP）治疗白癜风

富血小板血浆（platelet-rich plasma，PRP）是自体全血提取物，含多种营养因子，PRP 含有多种生长因子，包括血小板源性生长因子、转化生长因子 D、血管内皮生长因子、EGF、Fb 生长因子、胰岛素样生长因子、骨钙素、骨连接素、纤维蛋白原、玻璃体结合蛋白、纤维连接素等[91]。这些生长因子对细胞的增殖、分化起着重要作用。PRP 已经被应用于口腔科、骨科及各种损伤的修复，在皮肤科用于治疗痤疮、瘢痕、脱发及面部年轻化等[92-93]。

Ibrahim ZA 等在白癜风皮损部位注射 PRP 联合 NB-UVB 照射治疗稳定期非节段型白癜风[93]，60 例患者进行左 - 右半边对照，一边以皮损内 PRP 注射，每 2 周一次；另一边作为对照，不给予 PRP 注射，两边均予以每 2 周一次 NB-UVB 照射；结果：PRP 组有 15/60（25%）的患者在第二个疗程复色，有 26/60（43.3%）的患者在第三个疗程复色，有 68.8% 的患者从毛囊开始点状复色，有 22.2% 的患者弥漫性复色；而对照组有 6/60（10%）的患者在第三疗程才复色。4 个月后，PRP 组 33/60（55%）的患者达到 75% 以上的复色，12/60（20%）的患者达到 50% ～ 75% 的复色，9/60（15%）的患者达到 25% ～ 50% 复色，6/60（10%）的患者复色率小于 25%，而对照组复色率均没有达到 75%，4/60（6.7%）的患者复色达到 50% ～ 75%，45/60（75%）的患者复色达到 25% ～ 50%，11/60（18.3%）的患者治疗无效。随访 3 个月，PRP 组 50/60 患者皮损继续复色缩小，没有复发病例，治疗过程中未发生同形反应。

Abdelghani R 等将 PRP 皮损内注射、CO_2 点阵激光与 NB-UVB 联合起来治疗白癜风[94]，结果：在激光和 PRP 组，色素恢复值平均为（4.40±0.503），VASI 平均为（8.20±0.616），本组共 20 例，8 例（40%）达到超过 75% 的复色（复色 5 级）和 12 例（60%）达到 50% 的复色（复色 4 级），反应最好的是躯干受伤，然后是面部，然后四肢；在激光和 NB-UVB 组，色素恢复值平均为（2.6±1.635），VASI 平均为（5.65±3.422），本组 20 例患者中，1 例（5%）达到 75% 的复色（复色 5 级），5 例（25%）达到 50% 以上复色（复色 4 级），9 例（45%）达到 25% 以上的复色（复色 3 级），5 例患者对治疗没反应，反应最好的是颈部皮损，然后是四肢，次之是躯干和面部，效果最差的是肢端；单用激光组，色素恢复值平均为（1.9±1.334），VASI 平均为（4.5±2.763），本组共 20 例，仅 2 例（10%）达到了超过 75% 的复色（复色 5 级），14 例（70%）达到 50% 复色（复色 2 级），而 4 例患者（20%）治疗没有明显反应，治疗效果最好的是四肢，随后是面部、躯干、颈部的皮损，肢端皮损基本无改善；对于单用 PRP 组色素恢复值平均为（1.5±1.850）和 VASI 平均为（3.85±3.675），本组共 20 例，仅 4 例（20%）达到超过 75% 的复色（复色 5 级），10 例（50%）达到了 50% 复色（复色 1 级），而无反应者 6 例（30%），反应最好的是躯干皮损，其次是四肢皮损，最后是颈部皮损，肢端和面部皮损对治疗没有反应。

PRP 皮损内注射治疗白癜风能有效提高光疗和其他疗法的疗效，对局限型和泛发型的白癜风都适用，比皮肤移植或黑素细胞移植应用更广泛，在眼睑部位、生殖器部位、手指头和皱褶部位皮损都可以应用。

八、白癜风治疗新思路

基础和转化研究的迅速发展使得白癜风发病机制的研究也获得了一些重大进展，为白癜风的治疗提供了很多新的治疗方向，在此基础上可能发展出一些针对白癜风新的靶向治疗方法和药物。

白癜风患者皮损高表达 INF-γ 诱导型的 Th1 趋化因子 CXCL10，伴随高表达其受体 CXCR3 的 CD8$^+$ T 细胞浸润；并在小鼠模型中证实 CXCL10 驱动黑素细胞特异的 CD8$^+$ T 细胞向皮损处定向迁移，介导黑素细胞损伤；此外，使用 CXCL10 中和抗体可以阻止色素脱失并促进白癜风皮损处复色。近期临床样本研究证实，白癜风患者血清中高表达 CXCL10 与 VASI 评分正相关，而且进展期白癜风患者治疗后其血清 CXCL10 水平降低。干扰素 -γ/CXCL10 轴在白癜风的疾病进展和维持中具有重要作用，因此可以干扰素 -γ/CXCL10 轴为靶位来治疗白癜风。现在已知一些小分子 CXCL10 通路抑制剂，包括 INF-γ、CXCL10、CXCR3 的抑制剂，已经在银屑病、风湿性关节炎、克罗恩病等的早期临床试验中应用，但大多数此类药物并不能达到其应有的疗效顶峰，可能是因为 INF-γ 并不是这些疾病的主要驱动因子。而近期研究发现白癜风是测验这类药物的最佳选择。

JAK 信号通路是许多细胞因子（如 IFN-γ）向核传导胞外信号的重要信号通路。当细胞因子与感受器连接后，JAK 通过磷酸化使 STAT 蛋白活化，引发靶基因转录。JAK 家族有 JAK1、JAK2、JAK3 和酪氨酸激酶 2。其中 JAK1 和 JAK2通过激活 STAT1 引发 IFN-γ 相关基因转录而直接参与 IFN-γ 信号传导。目前已有多种 JAK 的小分子选择性抑制剂正在研发，有的已经进入三期临床阶段。托法替尼（Tofacitinib）是一种用于治疗重度风湿性关节炎的 JAK1/JAK3 抑制剂，曾有泛发型白癜风患者口服后痊愈的报道。鲁索利替尼是一种 JAK1/JAK3 特异性选择抑制剂，已被 FDA 批准用于中高危或极高危骨髓纤维化和反应性红细胞增多的治疗，曾有一例白癜风患者口服鲁索利替尼后面部皮损迅速复色的案例。以上说明 JAK 抑制剂对白癜风治疗有效，但这些效果并不稳定，患者停药后复色停止脱色复发。此外，托法替尼和鲁索利替尼有很多副作用，如继发机会性感染，引起血细胞异常，甚至引起恶性肿瘤。或许局部使用这些药物可以避免副作用并达到治疗效果。

除了 JAK 抑制剂，STAT 抑制剂对白癜风也有类似效果。在现已命名的几种 STAT 抑制剂中，只有 STAT-1 二聚体与 INF-γ 信号通路有关，他汀类药物具有抑制 STAT 1 的作用。可使白癜风患者在口服辛伐他汀后白斑改善，系统用辛伐他汀后可能既抑制疾病又反转疾病。但一个小样本研究却发现给泛发型白癜风患者口服大剂量辛伐他汀（80 mg/ 天）却没有取得前面相似的疗效。由于辛伐他汀剂量的副作用限制，不能使用更大剂量，可能导致了在小鼠模型和人身上的不同效果。他汀类药物治疗白癜风的机制和用药剂量仍需要更进一步的研究。

白癜风皮损虽然可逆，但病变在治疗停止时经常复发，40%的患者在停止治疗后 1 年内复发，而定期外用钙调磷酸酶抑制剂可以显著降低复发，这也有力地表明自身免疫记忆成分在皮损中长期存在。当人感染病毒后，CD8$^+$ resident-memory T 细胞（Trm）就长期保留在皮肤和黏膜中，以预防再感染，如单纯疱疹病毒引起的唇疱疹。Trm 也与其他炎症性皮肤病（包括蕈样霉菌病、银屑病和白癜风）相关；然而其在疾病持续中的左右尚不清楚。白癜风患者的皮肤中存在高浓度的 Trm，当暴露在炎性细胞因子中就能发挥细胞毒效应，因此其可能在白癜风皮损的维持中发挥重要作用。Trm 存在于黑色素瘤和白癜风皮损中，可能参与抑制黑素细胞再生。也许以白癜风皮损中的 Trm 为靶位深入研究，可能不仅能治疗白癜风还能防止其复发。

淋巴细胞异常调节是白癜风发病的重要机制之一。基因组关联研究（GWAS）已经确定了 T 细胞和 B 细胞调节的相关的危险等位基因：CTLA4、FASLG、PTPN22、UBASH3A 等。FOXP3、IL2RA、BACH2 等是调节性 T 细胞（Treg）的重要驱动基因，与白癜风相关，提示 Treg 是白癜风发病和进展的重要因素。而与 Treg 缺乏有关的 X 染色体相关综合征（X-linked syndrome，IPEX）患者的白癜风的发病率增加也印证了这一点。然而，目前还不清楚调节性 T 细胞在白癜风患者体内不正常的原因。

虽然已经证实 CD8$^+$ T 细胞调节白癜风的自身免疫，但因何选择性攻击黑素细胞却仍然未知。在黑素细胞瘤中，T 细胞靶向攻击肿瘤细胞是因为细胞壁突变产生的新抗原，但目前并未在白癜风黑素细胞中发现蛋白变异。然而，黑素细胞应激确实引起白癜风自身免疫性炎症反应。转化研究和临床研究表明，内在的或外在的因素诱导的细胞应激反应引起了黑素细胞的自身免疫炎症反应。白癜风患者非皮损处组织活检显示黑素细胞内质网扩张，验证了白癜风的氧化应激。白癜风患者皮损和非皮损皮肤也表现出活性氧类（ROS）提高，表明黑素细胞应激和氧化还原异常发生在自身免疫反应之前。假触媒、银杏萃取物、抗氧化维生素等都可以通过减少应激反应改善白癜风，但相关研究样本量较小，仍需要大样本的对照试验来验证抗氧化剂的疗效。

遗传因素在白癜风中起着重要的作用，但它们并不能完全解释所有的发病风险。事实上，同卵双胞胎同时发生白癜风的概率只有 23%，意味着其他因素（如环境因素）就可以作为激发白癜风的外在因素。一些化学品暴露史已被报道会诱发和加重白癜风，包括单苄醚对苯二酚、对叔丁基苯酚、对叔丁基邻苯二酚等。这些化学物质都是酚类，并可能作为黑素合成底物 - 酪氨酸的类似物影响黑素生成。这些白癜风相关化学品的毒性也取决于酪氨酸酶及其他黑素生成相关酶的相互作用，这些相互作用增加了黑素细胞的细胞应激和自身免疫炎症反应。一些常用的日化产品与白癜风诱导有关，包括永久性染发剂、洗涤剂等。2013年在日本有超过1800名某种美白霜使用者患上白癜风，而该美白霜中的黑素类似物-白桦精粹极可能是造成白癜风的元凶。因此在白癜风管理与咨询中应警惕这些化学危险因素，让患者避免这些产品。

白癜风的自身免疫启动引起的炎症反应似乎是由应激性黑素细胞直接激活免疫活动引起的。这些细胞产生损伤相关分子模式（damage-associated molecular pattern，DAMP）的分泌导致附近的树突状细胞活化并生产促炎因子。和白癜风最相关的DAMP是Hsp70i。这种病灶周围及皮损中都可以产生的DAMP，通过募集活化的炎性树突状细胞使白癜风病情恶化。此外，改变Hsp70i蛋白的C-末端结构域能够降低树突状细胞的活化和随后的T细胞反应。因此抑制黑素细胞诱导的自身免疫可能是另一个潜在的新治疗方法。用化学法诱导的黑素细胞氧化应激需要固有免疫受体NLR3参与，意味着该受体与有促炎物质有关，而其下游效应器IL-1β可能成为一个阻止疾病发生或抑制疾病进展的靶点。除了化学诱导的黑素细胞氧化应激会激活NLR3外，基因研究发现激活炎症受体NLRP1与白癜风相关。白癜风相关NLRP1提高了炎症小体转化IL-1β前体为IL-1β的能力，进一步验证了白癜风炎性体激活和固有免疫炎症反应的机制。在白癜风患者皮损周围皮肤中病情最为活跃，IL-1β的表达也增加，提示IL-1β途径可能有助于白癜风的进展，但目前还没有患者相关的抗IL-1β的靶向治疗。TNF-α和IL-17是治疗银屑病的主要靶点，在白癜风皮损中也有轻度升高，所以二者被认为是白癜风潜在的治疗靶点。然而，目前的研究尚不清楚它们是否在白癜风发病机制中发挥任何功能作用。在公认的如银屑病等IL-17和TNF-α介导调节的Th17型皮肤疾病，通常有典型的表皮棘层肥厚、中性粒细胞浸润、炎症性红斑和鳞屑，但白癜风却缺少这些特征。此外，针对TNF-α、IL-17及该通路上的其他因子的免疫疗法到目前为止对白癜风都是无效的，甚至有些此类药物在治疗其他疾病时还引发了新的白癜风。进一步研究发现，白癜风皮损中IL-17及相关细胞因子与INF-γ相比产生量有限，不同于银屑病中的Trm引起IL-17大量产生，白癜风中的Trm虽然产生IFN-γ但并不增加IL-17产量。这些观察表明TNF-γ和IL-17不是引起白癜风发病的主要因素。

虽然单独抑制自身免疫是一种有效的治疗策略，但促进黑素细胞再生可进一步改善治疗效果。最有力的证明就是外科手术移植黑素细胞治疗稳定期白癜风白斑的疗效。手术治疗白癜风的传统方法包括中厚皮片、小皮瓣移植和发疱法皮肤移植。一个新的手术方法ReCell@，是从非皮损区获取表皮制备细胞悬液转移，然后将这种黑素细胞和角质形成细胞的细胞混液喷洒在磨削或激光处理的皮损处（详见"ReCell@细胞自体体外再生治疗技术"）。然而，由于活跃的自身免疫能迅速破坏新移植的黑素细胞，因此这种方法仅适用于稳定期白癜风。ReCell@

对于节段型白癜风的疗效更为突出，显效率可以达到 58% ～ 84%。α- 促黑素（α-MSH）是刺激黑素细胞的增殖、迁移、分化和活动的激素。α-MSH 合成类似物阿法诺肽可以增强 NB-UVB 光疗的效果，但阿法诺肽可能会造成非皮损区色素沉着。为了研究在不引起色素沉着的同时促进黑素细胞干细胞的分化，Regazzetti 等人报道，氧化应激通过抑制 Wnt-β 信号通路损害了成黑素细胞的分化，可以用合成的 WNT-β 受体激动剂治疗移植后的白癜风皮损区。抑制糖原合成酶激酶（GSK），一种 Wnt-β 信号转导通路的负调控因子，表现出与 Wnt 激动剂相同的效果，也证明多种 Wnt 信号途径靶位可以作为辅助白癜风治疗的方法 [95]。

九、中医治疗

（一）白癜风的相关中医理论

中医对白癜风的诊治与研究已有数千年的历史，历代中医学家和医学文献积累了丰富的经验。《诸病源候论》中指出："白癜者，面及颈项身体皮肉色变白，于肉色不同，亦不痛痒。"《圣济总录》记载："白癜风如雪色，毛发亦变。"《验方新编》记载："白癜风又名白驳风，多生头面，白如云片是也。"可见中医在古代时已经对白癜风的症状有了十分具体的认识，与现当代医学有很多相识之处。

在中医学中，白癜风属腠理失密，卫外不固，复受风邪，乃至气血失和，或内伤饮食，情志失调，脏腑紊乱等阴阳失调所至。近几十年来，我国中医皮肤学科界的广大医务人员在大量的临床实践中，对于本病进行了较为深入的研究，在前人论述的基础上，将白癜风的病因和机制归纳为气血失和说、气血瘀滞说、气血两亏说、风湿致病说、肝肾不足说、脾胃不足说 6 种、中医通过辨证论治，针对不同辩证予以相应的药物或其他中医方法施以治疗。

【风湿蕴热型】

主证：皮损表现为白斑粉红，边界清楚，多见于面部及外露部位，可单发或多发。一般发病比较急，皮损发展较快，皮肤变白前常有瘙痒感。伴有头重、肢体困倦，口渴不欲饮。舌质红，苔白或黄腻，脉浮滑或滑数。

病机分析：风为阳邪，善行数变，具有向上、向外特性，故皮损发展较快，变化不一，多发于头面及外露部位，风邪易挟湿而蕴热，故见头重体困，口渴不欲饮诸证。

治疗原则：清热利湿，活血散风。

常用药物：白蒺藜、浮萍、何首乌、赤白芍、秦艽、防风、冬瓜皮、茯苓、苍术、苍耳子、龙胆草、白薇等。

【肝气郁结型】

主证：皮损表现为白斑色泽明暗不一，无固定的好发部位，白斑或圆或长，或为不规则云片状，无痒痛感。发病可急可缓，但多随精神变化而加剧或减轻，较多见于女性。可伴有急躁易怒，胸胁胀满，月经不调等证。舌质偏红，苔薄黄，脉弦。

病机分析：肝主疏泄，调节气机，若七情内伤，使肝气疏泄失常，气机紊乱，气血失和，日久则肌肤失养而成白斑，肝气横逆则急躁易怒，胸胁胀满。

治疗原则：疏肝解郁、活血祛风。

常用药物：当归、郁金、赤白芍、益母草、白蒺藜、香附、灵磁石、茯苓等。

【肝肾不足型】

主证：皮损表现为明显性脱色白斑，边界截然，颜色纯白，或局限于一处，或泛发于各处，脱色斑内毛发变白，病程较长，发展缓慢，治疗效果不显著，多有家族史。可伴有腰膝酸软，头晕耳鸣，两目干涩。舌质淡，苔薄，脉细弱无力。

病机分析：肾藏精生髓通于脑，开窍于耳；肝藏血，主筋开窍于目，肝肾同源，精血互生。若先天禀赋不耐，肾精亏损则肝血不足，髓海失充，耳目失荣，肌肤失养则见肤生白斑，耳鸣目涩诸症。

治疗原则：滋补肝肾、养血祛风。

常用药物：首乌藤、补骨脂、黑芝麻、女贞子、旱莲草、覆盆子、生地、熟地、枸杞子、仙灵脾、仙茅、白蒺藜等。

【气滞血瘀型】

主证：皮损多为不对称性白斑，边界清楚，多发于外伤或其他皮肤损伤后，白斑色偏暗，可有轻微疼痛感。斑内毛发变白，病情进展缓慢，疗效缓慢，可伴有面色发黯，肌肤甲错。舌质紫暗或有淤斑，舌下静脉迂曲，苔薄，脉细涩。

病机分析：气血瘀滞，经络受阻，毛窍闭塞，不能荣养体肤而成白斑，如《医林改错》所言"血瘀于皮里"所致；血行不畅，肌肤失养，则面色发黯，肌肤甲错。

治疗原则：活血化瘀、祛风通络。

常用方剂，通窍活血汤。

常用药物：红花、桃仁、赤白芍、麝香、刘寄奴、丹参、紫草、威灵仙、川芎、老葱、鲜姜等。

【气血两虚型】

主证：皮损表现为白斑颜色较淡，边缘模糊不清，发展缓慢。常伴有神疲乏力，面色苍白，手足不温，舌质淡，苔薄，脉细无力。

病机分析，气为血之帅，血为气之母，气血具有相互滋生的作用。《灵枢·邪客篇》曰："营气者，泌 其津液，注之于脉，化以为血。"所以无论是气虚或者血少，均可导致气血两虚，皮表失于养润则出现白斑，气血两虚，则见神疲乏力，面色白，手足不温。

治疗原则：补益气血、疏散风邪。

常用药物：黄芪、党参、当归、赤白芍、何首乌、旱莲草、防风、白术、鸡血藤、桂枝等。

【血热风燥型】

主证：皮损表现为白斑色泽光亮，好发于头面部或身体的上半部。发病比较迅速，蔓延较快。伴有五心烦热、口干、失眠、头晕等证。舌质干红、苔少，脉细数。

病机分析：阴血不足，虚热内生，久病化燥生风，风性向上，故见皮损好发于上半身，血热伤阴，津液亏损，则见口干，五心烦热诸证。

治疗原则：养血润燥，消风祛斑。

常用药物：生地、何首乌、白芍、旱莲草、丹参、桑白皮、白蒺藜、白僵蚕、荆芥、防风、白附子等。

【脾胃虚弱型】

主证：皮损表现为白斑颜色萎黄，好发于面部 及口唇，小儿多见，病情发展比较缓慢。伴有纳食减少，脘腹胀满，身倦乏力，面色萎黄。舌质淡，苔白，脉象虚弱。

病机分析：脾胃为后天之本，主消化和运化水 谷精微而荣养周身。由于各种致病因素影响脾胃功能，使气血化生不足，不能濡养皮肤而发生白斑。脾开窍于口，其华在唇，故见口唇易生白斑。

治疗原则：调和脾胃，益气养血，润肤祛斑。

常用药物：党参、黄芪、白术、茯苓、山药、当归、丹参、赤芍、防风、白蒺藜、砂仁、白扁豆、白附子等。

【心肾不交型】

主证：皮损多发生于一侧肢端，常沿着一定的神经区域分布。好发于青壮年，常突然发病，病程短而发展较快，发病前常有一定的神经精神因素。伴有心悸、失眠、健忘、腰膝痠软。舌质红，苔薄白，脉弦细。

病机分析：若忧思过度，耗伤心阴，或肾精虚亏，水火不济，均可导致神失所依，则心悸、失眠、健忘；肤失所养，则生白斑。

治疗原则：交通心肾，滋阴养血。

常用药物：熟地、山药、山萸肉、补骨脂、茯苓、泽泻、丹皮、阿胶、党参、白术、黄连、远志、五味子等。

（二）中药治疗白癜风

中医药治疗白癜风已有上千年的历史，疗效肯定，但机制不清，近年来对中药治疗白癜风的作用机制研究取得了很多进展[96-97]。

中药可以通过多种机制促进白癜风皮损复色的作用。很多中药都有抗氧化作用，抑制氧化应激，发挥治疗白癜风的作用。黄芩素可以显著抑制过氧化氢诱导的细胞凋亡、降低细胞内活性氧分子水平、修正线粒体膜电位，可以通过线粒体途径抑制氧化应激诱导的黑素细胞凋亡。槲皮素能防止氧化应激诱导的细胞凋亡，对线粒体和早期角质形成细胞具有保护效应，还具有促进黑素细胞增殖和黑素合成的功能。中药成分芹黄素可抑制多巴胺诱导的黑素细胞活性氧分子生成，减少黑素细胞凋亡。刘国艳等报道蒺藜首乌汤治疗白癜风可能的有效机制是抗氧化作用，其中的单体蒺藜皂苷具有抗氧化作用，可增加氧化应激诱导下黑素细胞的活力，减少其凋亡，通过抗氧化作用起到对黑素细胞的保护作用[98]。银杏叶提取物（EGb761）诱导抗氧化酶表达，直接清除自由基，具有双重抗氧化作用，因此可能影响白癜风的氧化应激。有些中药通过促进黑素生成和黑素细胞增殖发挥治疗作用。涂彩霞等对 47 种常用中药进行实验研究，发现 19 种中药乙醇提取物（如：鸡血藤、夏枯草、女贞子、薄荷、蒺藜、旱莲草、黄芩、泽兰等）对酪氨酸酶有激活作用，且酶动力学分析结果显示：苏梗、菟丝子、旱莲草、甘草、补骨脂、泽兰对酪氨酸酶具有竞争性激活作用，能促进底物与酶活性中心的结合，促进黑素生成[99]。此研究显示中药单体胡椒碱可促进表皮黑素细胞的增殖，明显促进表皮黑素细胞的黑素合成及酪氨酸酶活性拉。菟丝子外用可以促进皮肤黑素分布含量增多。多种中药具有免疫调节作用，可以抑制白癜风的自身免疫反应。补骨脂中的 corylifol A、补骨脂酚、补骨脂素、补骨脂异黄酮对 IL-6 和 TNF-α 有不同程度的抑制作用，可以不同程度地降低炎症因子的表达。何首乌蒽醌苷类化合物可明显促进 T 淋巴细胞和 B 淋巴细胞的增殖，调节分泌 TNF 活性。李金风等研究发现黄芪甲苷可拮抗小鼠调节性 T 细胞免疫抑制作用。此外，白芷、墨旱莲、补骨脂和川芎的提取物对 c-kit 基因的表达具有促进作用。

中医药在治疗白癜风时从多个方面促进皮损复色，目前对中医药治疗白癜风的研究取得了巨大的进展，但现有的研究缺乏中药长期作用对皮肤黑素及其他细胞的安全性的研究，而且由于尚待进一步深入研究白癜风的病因机制，还需要开展大样本、多中心的研究，为白癜风的治疗提供更为广阔的思路，为临床治疗提供更好的证据支持。

（三）针灸

针灸疗法由"针"和"灸"两种治疗方法组成，它通过针刺和艾灸来调整脏腑经络气血的功能，从而预防和治疗疾病。中医认为白癜风的发病、疾病进展、症候表现等虽然错综复杂，但其根本原因还是脏腑功能失调。针灸治疗白癜风就是根据脏腑经络学说，运用"四诊""八纲"的辩证方法，将临床上不同的症候表现加以综合、归纳、分析，以明确疾病的病因、病位，将其定位于脏、腑、表、里，分类为寒、热、虚、实，然后据此进行选穴、配穴，施予针或灸，予以补或泻，通其经脉，调其气血，是阴阳平衡，脏腑调和从而达到治疗白癜风的目的。针灸治疗白癜风最早见于《备急千金要方》《千金翼方》。在近现代，中医治疗白癜风的方法被继承和发展，治疗手段与方式丰富多样。目前，针灸治疗白癜风应用最广泛的是穴位刺激法，包括艾灸、皮肤针叩刺、耳针及耳穴压丸、穴位埋线、针灸加电磁波治疗等。

1. 体针治疗白癜风 体针疗法是以毫针为工具，运用不同的操作手法刺激人体的经脉，以达到疏通脉络，调和气血、调整脏腑功能的作用，从而治疗白癜风。体针疗法以经脉腧穴为基础，经脉是中医学重要组成部分之一，"经脉者，所以能决生死，处百病，调虚实，不可不通""经脉所过，主治所及"。腧穴是人体脏腑经络之气输注于体表的特殊部位。通过针刺腧穴能调整和激发人体内在的抗病能力，调整脏腑气血功能，促进机体代谢，从而产生防病治病的效应。

体针治疗白癜风的方法有多种，包括：体针围刺法、主穴加辨证配穴法、病因取穴法、邻近取穴法、穴位注射法、针药并用法。体针围刺法是对皮损周围用毫针围刺，面部配合合谷、风池；腹部配合中脘；四肢配合曲池、血海、三阴交。同时局部用梅花针刺激，中度刺激每次留针 10 ～ 20 min。何静岩以 60 例符合白癜风诊断标准的稳定期患者为研究对象，进行对照研究[100]。治疗组用 75% 酒精消毒局部皮肤，采用 25 mm 毫针围刺白癜风皮损边缘，针间距为 1 cm，45° 斜刺 5 ～ 10 mm，留针 20 min，每隔 10 min 行针 1 次，采用捻转法，指力均匀，角度适当，时间为 30 s，隔日治疗 1 次，4 周为 1 个疗程，共治疗 2 个疗程；对照组依据《皮肤科疾病针灸治疗学》进行辨证取穴。主穴：曲池、阳陵泉、风池。配穴：血虚型配三阴交、血海、肺俞；血瘀型配膈俞、合谷、肺俞、膻中。留针 30 min，留针期间行针 2 ～ 3 次。血虚型运用轻度刺激手法行针，捻转幅度为 1 ～ 2 圈；血瘀型运用中重度刺激手法行针，捻转幅度为 2 ～ 3 圈；捻转频率为每秒 2 ～ 4 个往复，每次行针 5 ～ 10 s。隔日 1 次，4 周为 1 个疗程，共 2 个疗程。结果观察组总有效率 96.67%，对照组总有效率 73.33%，2 组比较差异有统计学意义。观察期间，2 组患者均未见明显不良反应。该研究结果显示，针灸围刺患处治疗白癜风效果优于传统辨证取穴治疗者，提示直接刺激病变局部皮肤细胞，可促进黑素细胞分裂增长，产生较多的黑素，达到促使白斑复色的目的。此外，此方法简单易操作，且无明显不良反应。

2．耳穴疗法 在中医中耳穴是耳郭皮肤表面与人体脏腑、经络、组织器官、四肢百骸相互沟通的部位也是脉气输注的所在。耳针治疗可以调整机体的神经、免疫、内分泌功能起到对白癜风的辅助治疗作用。郭启清等[101]以双侧交感、内分泌、神门、肺为主穴，配肾上腺、腮腺、枕、膈等相应穴位。先探求到耳穴敏感点，然后用镊子夹住特制针刺入，再用胶布固定。嘱患者每天按耳穴3次，每次10 min，以增强刺激。一般夏天留针5～6天，冬春季留针10～15天，休息2～3天后再进行下一次埋针。每次选2～3穴。共治134例，痊愈16人，显效68人，好转46人，无效4人。霍永芳取心、肝、内分泌穴，用王不留行籽贴压，使其有酸、麻、胀或发热感，每日按压5次，每次5分钟，15次为1个疗程，一般1～3个疗程可见效。治疗8例，显效4例，有效3例，无效1例。蒲朝刚取肺、内分泌、皮质下、心等穴及患部相应穴，用耳针埋藏，胶布固定，7天1次；或用王不留行籽贴压，胶布固定，3天1次，左右交替。18例患者中痊愈8例，显效3例，有效5例，无效2例[102]。

3．穴位埋线疗法 陆健以曲池、阳陵泉为主穴，配膈俞、肺俞、胃俞、脾俞、肾俞、膻中、关元、外关、三阴交等穴。用00号、0号、1号医用羊肠线，以穴下0.6寸处为埋线进针点。先用1～2%普鲁卡因每穴注入1～2 ml，打出皮丘后向穴位中心边注药边进针；左手持镊夹羊肠线，将线中央置于皮丘上，右手持埋线针缺口向下压线，以15°向穴位中心进针，直至线头全部埋入皮内再进线0.5 cm，快速拔针，压迫针眼。1～3个月进行1次，3次为1个疗程。1个疗程无效者此法作为无效。共治83例，除1例中途退出外，基本治愈4例，有效34例，无效14例，有效率83%，其中青少年泛发型白癜风病程短、发展快、范围广，但疗效最佳，控制发展明显[103]。周子信等用穴位埋线法治疗30例，每隔2个月行穴位埋线1次，2次为1疗程。结果经1个疗程后，有1例患者退出，显效3例，有效19例，无效8例，总有效率73.33%[104]。

4．穴位注射疗法 穴位注射疗法是通过多种治疗因素共同作用于机体而产生治疗效果的。这其中既有中医范畴的治疗作用，又有现代药物学方面的治疗作用。中医治疗包括调和阴阳，扶正祛邪和疏通经络；而药物则通过对神经系统、内分泌系统、免疫系统及血液成分的影响而发挥治疗作用。根据患者的身体状况选择穴位，治疗白癜风常选择曲池、足三里、阿是穴，也可就近选穴。程传刚采用驱虫斑鸠菊注射液穴位注射联合其他方法治疗白癜风，方法（取曲池、足三里穴交替注射），每3日一次，每穴位注射2 ml，结果治疗组的有效率83.67%，痊愈率42.86%[105]。

5．艾灸疗法 魏明丰以隔药灸治疗147例白癜风患者：局部消毒后在病灶区抹薄薄一层金银膏，然后用艾条熏灸或TDP热疗30 min。对泛发型白癜风患者可分区施治，每日1次，12次为1个疗程，同时以中药还原丹每日2～3丸口服[106]。

车建丽用针刺加醋灸治疗 38 例，先在白斑处涂擦食用白醋，而后用艾炷直接灸，每次灸数壮，至局部皮肤发红为度，不留瘢痕。结果治疗 5 个疗程后，痊愈 3 例（7.9%），显效 13 例（34.2%），有效 15 例（39.5%），无效 7 例（18.4%），总有效率为 81.6%[107]。发泡灸又名天灸或自灸，用于局限型、面积较小的皮损效果较好。刘忠恕用斑蝥酊（斑蝥 509，95% 酒精 1000 ml，浸泡 2 周后过滤去渣）涂于白斑处，令其自然干燥，每日 2～3 次，局部发泡后停止涂药。水泡发起 1 天后，用消毒针刺破，令其自然干燥，结痂愈合。愈合后视其色素沉着情况可再行第 2 次涂药，发泡 3 次为 1 个疗程，休息 2 周后行第 2 个疗程。共治疗 87 例，治愈 14 例，总有效率为 70%[108]。

6. 火针治疗白癜风 火针疗法是将针刺用针烧红至发白后，迅速刺入人体用以治疗疾病的方法。针具多选用 26 号（0.4 mm×25 mm）华佗牌一次性无菌针灸针，在 150 ml 酒精灯火焰上加热；技术要点是手持针柄顺着针根至针尖的方向，先加热针身，再逐渐加热至针尖，以针尖烧至火红至灰白色为度；深度以浅刺、轻刺即可；密度一般为 0.2～0.3 cm 左右，直至白斑区满布针点；频率：速刺 1～2 次/秒；疗程：每周治疗 1 次，10 次为 1 个疗程，连续治疗 3 个疗程后观察疗效；注意事项：火针治疗后，嘱患者 24 h 内勿沾水，勿搔抓，忌食辛辣刺激之物；疗效：一般在治疗 3～4 次以后白斑区皮肤出现潮红，逐渐出现色素岛。

（1）单用火针治疗白癜风。近年来火针疗法应用于白癜风的治疗并取得良好疗效。修猛刚和王大芬采用火针治疗白癜风 80 例，采用 75% 酒精常规消毒患处及周围皮肤，然后用 2% 利多卡因对白斑区进行局部麻醉，每间隔 1 mm 采用火针均匀点刺白斑区，1 次/周，10 次为 1 个疗程。治疗 3 个疗程后，皮损处恢复正常、且随访 2 年未发作者 58 例（72.5%），治疗后皮损明显缩小且随访 2 年未发作者 22 例（27.5%）[109]。赵玉雪等采用火针（25 mm 毫针）针刺治疗白癜风 30 例，面积较大者多针同刺。辨证取穴、加皮损处阿是穴。肺卫失宣者，阿是穴加列缺、合谷、风池；肝郁者，阿是穴加太冲、内关、期门、阳陵泉；气血不足者，阿是穴加血海、合谷、行间；肝肾阴亏者，阿是穴加肾俞、足三里、肝俞、三阴交。治疗 6 次后，患处斑块明显红润并开始有复色[110]。战慧娟和韩雪将 92 例患者分为观察组 47 例、对照组 45 例；观察组运用火针点刺白癜风白斑皮损处，对足三里、皮损处施以灸法，1 次/周，4 次为 1 个疗程；对照组用卡泊三醇软膏外涂，每 2 天 1 次。2 组均治疗 12 周后，观察组愈显率为 74.4%，对照组为 44.4%，表明火针配合艾灸治疗白癜风，效果优于对照组[111]。

（2）火针联合中药治疗白癜风。火针联合中药治疗白癜风也有较好的疗效。赵阳等将确诊为气滞血瘀型白癜风的患者 78 例随机分为两组，治疗组施以火针治疗，频率为 1 次/周，联合口服中药制剂白一号（香附 15 g、茯苓 30 g、桃仁 15

g、红花 15 g、紫草 45 g、墨旱莲 30 g、荆芥 15 g、浮萍 15 g、女贞子 30 g、何首乌 30 g、苍术 15 g、白蒺藜 30 g、桂枝 10 g）治疗；对照组单纯服用中药制剂白一号；2 组均治疗 16 周，治疗组总有效率为 79.5%，对照组为 64.1%，火针配合中药制剂白一号治疗白癜风的临床疗效优于单纯使用中药制剂白一号 [112]。杨登科和徐杰将 87 例患者随机分为 3 组：第 1 组单纯口服复方紫归片（紫草、浮萍、刺蒺藜、当归、红花、补骨脂、白芍、薏苡仁、苍耳子、生地黄、荆芥、川芎、牡丹皮）；第 2 组单纯用火针治疗，1 次 / 周；第 3 组采用复方紫归片联合火针治疗，频率及方法同前两组；治疗 2 个月后，第 1 组总有效率为 79.13%，第 2 组为 75.00%，第 3 组为 83.33% [113]。荆鲁华等将 60 例白癜风患者随机分为 2 组：治疗组 31 例采用毫火针联合口服中药颗粒治疗，对照组 29 例采用窄谱紫外线光疗联合中药颗粒口服治疗；治疗 3 个月后，治疗组有效率为 74.2%，对照组为 44.8% [114]。李心宽运用复方首乌蒺藜汤联合火针治疗白癜风患者 80 例，共选 208 块皮损，治疗组 109 处、对照组 99 处皮损，治疗组口服复方首乌蒺藜汤配合火针点刺及外用复方卡力孜然酊治疗，对照组口服复方首乌蒺藜汤配合外用复方卡力孜然酊；连续治疗 6 个月后，治疗组总有效率为 90.83%，对照组为 80.81%。结果认为，复方首乌蒺藜汤联合火针治疗白癜风的疗效优于复方首乌蒺藜汤配合外用复方卡力孜然酊外用 [115]。

（3）火针联合外用药。火针也可联合外用药来治疗白癜风。黄莉宁等选取 13 例白癜风患者，运用自身对照法，一侧用卤米松外涂治疗，2 次 / 天，用 3 周后，停 1 周；另一侧外用卤米松乳膏的基础上配合火针点刺白斑局部治疗，火针治疗频率为 1 次 /2 周；结果治疗 6 个月后，观察组痊愈率为 46.15%，对照组为 7.69%，火针联合卤米松治疗白癜风的效果优于单纯外用卤米松，且皮损越小，复色的速度越快 [116]。

（4）火针联合光疗。也有人将火针与 308 nm 准分子光或窄谱紫外线联合应用于白癜风的治疗。任雷生等将 100 例白癜风患者分为 2 组，每组 50 例，治疗组采用火针点刺白斑区配合 308 nm 准分子光照射，对照组单纯采用 308 nm 准分子光照射，2 次 / 周；治疗 12 周后，治疗组的有效率为 84.0%，对照组为 66.0% [117]。匡文波和查汗将 186 例白癜风患者随机分为 2 组，对照组 90 例单纯采用 308 nm 准分子光照射，2 次 / 周；观察组 96 例采用火针点刺联合 308 nm 准分子光照射，火针点刺皮损局部，1 次 / 周，4 次为 1 个疗程；火针点刺后 1 h 配合 308 nm 准分子光照射，2 次 / 周，8 次为 1 个疗程；结果治疗 3 个疗程后，对照组愈显率为 48.9%，观察组为 79.2%，提示火针联合 308 nm 准分子光照射可促使白癜风皮损消退具，且不良反应少 [118]。顿耿等将白癜风患者 150 例随机分为 3 组，每组 50 例，观察组采用火针联合 308 nm 准分子光治疗；对照 1 组单纯使用 308 nm 准分子光对白斑区进行照射；对照 2 组单纯使用火针点刺白斑区，火针点刺间距时间为 3～5 mm，频率为 1 次/周，以皮损处皮肤微红为度；308 nm 准分子光照射 2次/周。3 组均治疗 6 个月后，对照 1 组有效率为 74.0%，对照 2 组为 50.0%，观察组为 94.0%，提示联合疗法的疗效优于单纯疗法[119]。周荣新将白癜风患者 100例随机分为 2 组，各 50 例，对照组单纯使用窄谱中波紫外线（NB-UVB）照射法，治疗组以 NB-UVB 照射后再用火针局部针刺，2 组均每两天治疗 1 次，治疗 60 次后，治疗组总有效率为 92%，对照组为 65%[120]。张颜等将 93 例白癜风患者分为观察组 48 例、对照组 45 例，观察组在白斑区施以火针点刺，并配合 NB-UVB 照射，1 次/周；对照组采单纯用 NB-UVB 照射白斑，2 次/周；2 组均连续治疗 12 周，观察组愈显率为 79.2%，对照组愈显率为 48.9%[121]。

（5）火针联合穴位注射。火针联合穴位注射在白癜风的治疗中也有应用。吴艳和黄蜀治疗气滞血瘀型白癜风 120 例，采用火针联合驱虫斑鸠菊穴位注射法，火针在皮损处间隔 1 cm 针刺，1 次/周，在双侧足三里注射驱虫斑鸠菊针 4 ml，2 次/周。治疗 3 个月的总有效率 94.16%[122]。火针治疗可以同时与多种方法联合治疗白癜风。

火针的温热刺激起到温针灸的作用，其刺激皮损局部或穴位，能疏通经络、调和气血，使局部气血畅通，并"引火助阳"，增加人体阳气，扶助正气，激发经气，调节脏腑，使经络通，气血通行，并可开腠理，使风寒祛，湿滞化，从而扶正祛邪。而西医认为其扩张毛细血管，使血液循环加快，加强白斑部营养物质的供给，激发酪氨酸酶活性，促进黑素的产生，从而达到有效治疗白癜风的目的。火针操作方法简单、经济实用、疗效明显、不良反应小等特别适合损容性疾病患者的需求。同时，根据患者不同的疼痛敏感阈及针刺部位，施针前可外涂复方利多卡因乳膏，会减轻操作时的疼痛，但其对火针治疗的有效性及安全性是否有影响，还有待进一步观察。

7．拔罐 拔罐疗法是借助热力排出罐中空气，利用负压使其吸附于皮肤，造成皮肤淤血现象的一种治疗方法。中医认为拔罐可以开泄腠理，扶正祛邪。纪钧用药罐法治疗白癜风：药罐液以川芎、木香、荆芥各 109 g，丹参、白蒺藜、当归、赤芍、丹皮各 159 g，鸡血藤 209 g，灵磁石 309 g，投入适量 95% 乙醇中浸泡 10 天，去渣取汁 200 ml 贮存备用；取孔最、足三里、三阴交、阿是穴等穴，将浸有药液的棉球贴于火罐的中段，点燃后立即于穴位卜拔罐，每穴每次 15～20分钟，每日 1 次，单侧穴位连续拔罐 10 次后，改取另一侧穴位；然后在皮损处涂中药 酊剂（红花、自蒺藜、川芎各等量，30% 酒精适量浸泡），共治疗 40 例，痊愈 13 例，显效 9 例，有效 14 例，无效 4 例，总有效率为 90%，痊愈者平均疗程 4 个月。局限型和散发型白癜风患者，疗效较好；节段型和泛发型白癜风患者，效果较差；暴露部位效果较好，非暴露部位效果较差[123]。

8．脐疗 脐疗是中医外治法之一，在我国已有两千多年的历史。脐疗是根据中医基础理论，在脐部敷药或运用艾灸、拔罐、按摩、针刺等方法来预防或治疗疾病的方法。脐疗内容丰富，可治疾病的范围广泛，已经用于内、外、妇、儿、皮肤科等科，如治疗腹泻、消化不良、小儿遗尿、痛经、荨麻疹等。

脐，又名脐中或气舍，即神阙穴，位于人体腹部的中央，是人体重要的体表标志之一。中医学认，脐为五脏六腑之根，神元归藏之本。从中医学来看，脐疗可防治疾病的机制主要体现在以下三个方面：①经络调节作用。②药物调节作用。药物敷贴、涂抹于神阙穴上，可以通过皮肤吸收而进入体内。③药物刺激脐部的神经末梢，通过神经系统的传导，调整机体的功能，改善内脏的生理功能。

采用脐疗法波治疗白癜风，根据患者病情给予不同的中药敷于神阙穴后，有效成分直接通过皮肤吸收进入经络，深入腠理，发挥药物的功效，改变和影响黑素形成的各个环节，是受损的黑素细胞和角质细胞得到全面修复，改善机体微循环；改善机体的免疫状况，促进白斑复色。近年来，临床上常将脐疗与电磁波相结合，即"脐疗磁波疗法"（图 8-4）。借助电磁波的热集聚效应，增强血液循环，改善局部代谢，促进神阙处药物的吸收和发挥效应。该疗法无创伤、无痛苦，对于患者人群没有限制，儿童、青少年、中老年人均可使用，尤其是对于疑难的白癜风治疗，补益较多。

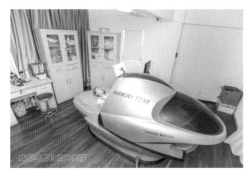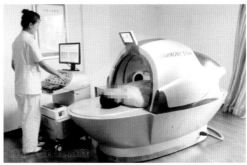

图 8-4　脐疗磁波疗法

9. 药浴　药浴疗法是古代中医常用的治疗方法之一。中医认为水是药之精华，因而将水与要的结合是最好的治疗方法。西医认为药浴的治疗方法是水溶液与草药的混合体通过皮肤渗透的作用达到治愈疾病的效果。药浴治疗白癜风是中医常用的辅助疗法（图 8-5）。

一方面药浴中的成分直接作用于皮表局部，可预防一般皮肤病；通过局部洗浴及全身沐浴，以治疗各种内、外杂症；另一方面药浴中的药物成分通过水浴的温热作用，使皮肤血管扩张，循环旺盛，透过皮肤有较多吸收，以辅助内服疗法，

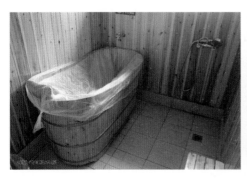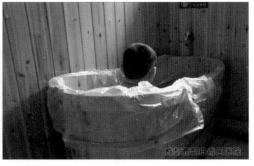

图 8-5　药浴

发挥 更大疗效；此外一些挥发性药物还可借温热而较快挥发，由上呼吸道吸入，以发挥全身作用。

　　药浴治疗白癜风具有一定的优势。首先药浴时药物直接作用于机体，使药物通过皮肤吸收，避免了一些白癜风药物对患者口腔黏膜、消化道及胃肠系统的刺激，有效减轻了患者肝、肾的负担。另外药浴不仅能帮助治疗白癜风，还可以缓解患者的身体疲劳，提高免疫力。药浴对于全身多部位白斑的患者最适宜，再联合光疗或其他治疗方法，可加速白癜风的治愈。

参考文献

[1] Adcock I M，Mumby S. Glucocorticoids. Handbook of Experimental Pharmacology，2017，237：171-196.

[2] Hengge UR，Ruzicka T，Schwartz RA，et al. Adverse effects of topical glucocorticosteroids.J Am Acad Dermatol，2006，54（1）：1-15.

[3] 李鑫，杨蕊，臧强，等．糖皮质激素的药理作用机制研究进展．国际药学研究杂志，2009，36（1）：27-30.

[4] 梅淑清，詹水明，张爱军．糖皮质激素类药物外用剂型及用法．中国医学文摘 - 皮肤科学，2015，32（3）：289-294.

[5] Ke HM，Huai Q. Structures of calcineurin and its complexes with immunophilins-immunosuppressants. Biochem Biophys Res Commun，2003，311（4）：1095-1102.

[6] Coskun B，Saral Y，Turgut D．Topical 0.05% clobetasol propionate versus 1% pimecrolimus ointment in vitiligo．European Journal of Dermatology Ejd，2005，15（2）：88.

[7] Radakovic S，Breier-Maly J，Konschitzky R，et al. Response of vitiligo to once- vs. twice-daily topical tacrolimus：a controlled prospective，randomized，

observer-blinded trial. Journal of the European Academy of Dermatology & Venereology, 2009, 23（8）：951-953.

[8] Hartmann A, Bröcker E B, Hamm H. Occlusive treatment enhances efficacy of tacrolimus 0.1% ointment in adult patients with vitiligo：results of a placebo-controlled 12-month prospective study. Acta dermato-venereologica, 2008, 88(5)：474.

[9] Seirafi H, Farnaghi F, Firooz A, et al. Pimecrolimus cream in repigmentation of vitiligo. Dermatology, 2007, 214（3）：253-259.

[10] 吴严，刘宇博，祝霞，等. 他克莫司及匹美莫司软膏外用治疗白癜风的系统评价. 中国循证医学杂志，2009，9（7）：788-795.

[11] Osman Köse, Arca E, Kurumlu Z. Mometasone cream versus pimecrolimus cream for the treatment of childhood localized vitiligo. Journal of Dermatological Treatment, 2010, 21（3）：133-139.

[12] Udompataikul M, Boonsupthip P, Siriwattanagate R. Effectiveness of 0.1% topical tacrolimus in adult and children patients with vitiligo. J Dermatol, 2011, 38（6）：536-540.

[13] Passeron T. Medical and Maintenance Treatments for Vitiligo. Dermatol Clin. 2017, 35（2）：163-170.

[14] Roy P, Saha SK, Paul PC, et al. Effectiveness of Topical Corticosteroid, Topical Calcineurin Inhibitors and Combination of Them in the Treatment of Vitiligo.Mymensingh Med J, 2016, 25（4）：620-627.

[15] Hossani-Madani AR, Halder RM. Topical treatment and combination approaches for vitiligo：new insights, new developments. G Ital Dermatol Venereol, 2010, 145（1）：57-78.

[16] 陆小娟，李其林. 维生素D_3衍生物对黑素细胞调控作用的研究进. 皮肤性病诊疗学杂志，2014，21（05）：427-430.

[17] Birlea SA, Costin GE, Norris DA. Cellular and molecular mechanisms involved in the action of vitamin D analogs targeting vitiligo depigmentation. Curr Drug Targets, 2008, 9（4）：345-359.

[18] Katayama I, Ashida M, Maeda A, et al. Open trial of topical tacalcitol [1 alpha 24(OH)$_2$D$_3$] and solar irradiation for vitiligo vulgaris：upregulation of c-Kit mRNA by cultured melanocytes. European Journal of Dermatology Ejd, 2003, 13（4）：372.

[19] 李其林，何丹华，牛牧，等. 他卡西醇对人表皮黑素细胞增殖、黏附、迁移及c-kit表达的影响. 中华皮肤科杂志，2013，46（12）：858-862.

[20] Parsad D，Kanwar A J. Topical vitamin D analogues in the treatment of vitiligo. Pigment Cell & Melanoma Research，2009，22（4）：487-488.

[21] Köse O，Riza G A，Kurumlu Z，et al. Calcipotriol ointment versus clobetasol ointment in localized vitiligo：an open，comparative clinical trial. International Journal of Dermatology，2002，41（9）：616–618.

[22] Ermis O，Alpsoy E，Cetin L，et al. Is the efficacy of psoralen plus ultraviolet A therapy for vitiligo enhanced by concurrent topical calcipotriol？ A placebo-controlled double-blind study.British Journal of Dermatology，2001，145（3）：472-475.

[23] Kumaran M S，Kaur I，Kumar B. Effect of topical calcipotriol，betamethasone dipropionate and their combination in the treatment of localized vitiligo. Journal of the European Academy of Dermatology & Venereology Jeadv，2006，20（3）：269-273.

[24] Roy P，Saha SK，Paul PC，et al. Effectiveness of Topical Corticosteroid，Topical Calcineurin Inhibitors and Combination of Them in the Treatment of Vitiligo. Mymensingh Med J，2016，25（4）：620-627.

[25] Sahu P，Jain VK，Aggarwal K，et al. Tacalcitol：a useful adjunct to narrow-band ultraviolet-B phototherapy in vitiligo.Photodermatol Photoimmunol Photomed，2016，32（5-6）：262-268.

[26] Bae JM，Jung HM，Hong BY，et al. Phototherapy for Vitiligo：A Systematic Review and Meta-analysis.JAMA Dermatol，2017，153（7）：666-674.

[27] Pacifico A，Leone G. Photo（chemo）therapy for vitiligo.Photodermatol Photo immunol Photo med，2011 Oct；27（5）：261-277.

[28] 赵建林. 氮芥制剂治疗白癜风 135 例临床观察. 临床皮肤科杂志，1996(5)：284-285.

[29] 赵秀荣，许春华，郝丽虹. 乌梅酊与氮芥醋、补骨脂酊治疗白癜风疗效对比观察. 临床皮肤科杂志，1998，27（2）：98-99.

[30] 吕君香，王云，石玉松. 硝酸银、碘酊治疗白癜风 80 例疗效观察. 山东医药，1996（4）.

[31] 翟学英，张铭玉，李进丽. 纹刺加硝酸银液、碘酊、地塞米松液外用治疗白癜风疗效观察. 中国预防医学杂志，2004，5（5）：393-394.

[32] Garg T，Chander R，Jain A. Combination of microdermabrasion and 5-fluorouracil to induce repigmentation in vitiligo：an observational study. Dermatologic surgery：official publication for American Society for Dermatologic Surgery，2011，37（12）：1763-1766.

140

[33] Anbar T S，Wiete W，Abdel-Rahman A T，et al. Effect of one session of ER：YAG laser ablation plus topical 5Fluorouracil on the outcome of short-term NB-UVB phototherapy in the treatment of non-segmental vitiligo：a left-right comparative study. Photodermatology Photoimmunology & Photomedicine，2010，24（6）：322-329.

[34] Kanwar A J，Mahajan R，Parsad D. Low-dose oral mini-pulse dexamethasone therapy in progressive unstable vitiligo. Journal of Cutaneous Medicine & Surgery，2013，17（4）：259-268.

[35] Schallreuter K U，Wood J M，Lemke K R，et al. Treatment of vitiligo with a topical application of pseudocatalase and calcium in combination with short-term UVB exposure：a case study on 33 patients. Dermatology，1995，190（3）：223.

[36] Dell' Anna M，Mastrofrancesco A R，Venturini M，et al. Antioxidants and narrow band-UVB in the treatment of vitiligo：a double-blind placebo controlled trial. Clinical & Experimental Dermatology，2007，32（6）：631.

[37] Jalel A，Soumaya G S，Hamdaoui M H. Vitiligo treatment with vitamins，minerals and polyphenol supplementation. Indian Journal of Dermatology，2009，54（4）：357.

[38] Elgoweini M，Eldin N N. Response of vitiligo to narrowband ultraviolet B and oral antioxidants. Journal of Clinical Pharmacology，2009，49（7）：852-855.

[39] Akyol M，Celik V S，Polat M，et al. The effects of vitamin E on the skin lipid peroxidation and the clinical improvement in vitiligo patients treated with PUVA. European Journal of Dermatology，2002，12（1）：24-26.

[40] Shameer P，Prasad P V，Kaviarasan P K. Serum zinc level in vitiligo：a case control study. Indian Journal of Dermatology Venereology & Leprology，2005，71（3）：206-207.

[41] Yaghoobi R，Omidian M，Bagherani N. Original article title："Comparison of therapeutic efficacy of topical corticosteroid and oral zinc sulfate-topical corticosteroid combination in the treatment of vitiligo patients：a clinical trial". Bmc Dermatol，2011，11（1）：7.

[42] Parsad D，Pandhi R，Juneja A. Effectiveness of oral Ginkgo biloba in treating limited，slowly spreading vitiligo. Clinical & Experimental Dermatology，2003，28（3）：285-287.

[43] Anna T，Neil S，Orest S，et al. Ginkgo biloba for the treatment of vitiligo vulgaris：an open label pilot clinical trial. Bmc Complementary & Alternative

Medicine, 2011, 11 (1): 21.

[44] Cormane R H, Siddiqui A H, Westerhof W, et al. Phenylalanine and UVA light in the treatment of vitiligo. Archives for Dermatological Research, 1985, 277 (2): 126-130.

[45] Siddiqui A H, Stolk L M, Bhaggoe R, et al. L-phenylalanine and UVA irradiation in the treatment of vitiligo. Dermatology, 1994, 188 (3): 215.

[46] Antoniou C, Schulpis H, Michas T, et al. Vitiligo therapy with oral and topical phenylalanine with UVA exposure. International Journal of Dermatology, 1989, 28 (8): 545.

[47] Cleopatra H S M D, Christine A M D, Timothy M M D, et al. Phenylalanine plus ultraviolet light: preliminary report of a promising treatment for childhood vitiligo. Pediatric Dermatology, 1989, 6 (4): 332.

[48] Middelkamphup M A, Bos J D, Riusdiaz F, et al. Treatment of vitiligo vulgaris with narrow-band UVB and oral Polypodium leucotomos extract: a randomized double-blind placebo-controlled study. Journal of the European Academy of Dermatology & Venereology Jeadv, 2007, 21 (7): 942.

[49] Pacifico A, Vidolin A P, Leone G, et al. Combined treatment of narrowband ultraviolet B light (NBUVB) phototherapy and oral polypodium leucotomos extract versus NB UVB phototherapy alone in the treatment of patients with vitiligo. Retour Au Numéro, 2009, 60 (3): AB154.

[50] Reyes E, Jaén P, De l H E, et al. Systemic immunomodulatory effects of Polypodium leucotomos as an adjuvant to PUVA therapy in generalized vitiligo: A pilot study. Journal of Dermatological Science, 2006, 41 (3): 213.

[51] Hofer A, Kerl H, Wolf P. Long-term results in the treatment of vitiligo with oral khellin plus UVA. European Journal of Dermatology Ejd, 2001, 11 (3): 225.

[52] Ortel B, Tanew A, Hönigsmann H. Treatment of vitiligo with khellin and ultraviolet A. Journal of the American Academy of Dermatology, 1988, 18 (1): 693-701.

[53] Valkova S, Trashlieva M, Christova P. Treatment of vitiligo with local khellin and UVA: comparison with systemic PUVA. Clinical & Experimental Dermatology, 2004, 29 (2): 180-184.

[54] Montes L F, Diaz M L, Lajous J, et al. Folic acid and vitamin B12 in vitiligo: a nutritional approach. Cutis, 1992, 50 (1): 39-42.

[55] Juhlin L, Olsson M J. Improvement of vitiligo after oral treatment with vitamin B12 and folic acid and the importance of sun exposure. Acta dermato-

venereologica，1997，77（6）：460-462.

[56] Tjioe M，Gerritsen M J，Juhlin L，et al. Treatment of vitiligo vulgaris with narrow band UVB（311 nm）for one year and the effect of addition of folic acid and vitamin B12. Acta Dermato-Venereologica，2002，82（5）：369-372.

[57] Pasricha J S，Khera V. Effect of prolonged treatment with levamisole on vitiligo with limited and slow-spreading disease. International Journal of Dermatology，1994，33（8）：584-587.

[58] Khondker L，Khan S I. Efficacy of levamisole for the treatment of slow spreading vitiligo. Mymensingh Med J，2013，22（4）：761-766.

[59] 马成林，王晓琴. α- 促黑素外用治疗白癜风. 中华皮肤科杂志，1998（2）：128-129.

[60] 王晨，张海萍. α黑素细胞刺激素类似物及其诱导剂治疗白癜风的研究进展. 国际皮肤性病学杂志，2015，41（4）：230-232.

[61] Parsad D，Pandhi R，Dogra S，et al. Topical prostaglandin analog（PGE2）in vitiligo-a preliminary study. International Journal of Dermatology，2002，41（12）：942.

[62] 许爱娥，尉晓冬. 黑素生成素治疗 30 例白癜风. 中华皮肤科杂志，2001，34（6）：458.

[63] 于潮，吕世超，刘志飞，等. 白癜风的光疗研究进展. 中国激光医学杂志，2016（6）：395-398.

[64] Bae JM，Jung HM，Hong BY，et al. Phototherapy for Vitiligo：A Systematic Review and Meta-analysis.JAMA Dermatol，2017，153（7）：666-674.

[65] Esmat S，Hegazy RA，Shalaby S. et al. Phototherapy and Combination Therapies for Vitiligo. Dermatol Clin，2017，35（2）：171-192.

[66] 张悦，刘军，赵广. 红外线（IR）与窄谱中波紫外线（NB-UVB）联合治疗白癜风的疗效观察. 中国美容医学杂志，2014，23（1）：29-33.

[67] Goren A，Salafia A，Mccoy J，et al. Novel topical cream delivers safe and effective sunlight therapy for vitiligo by selectively filtering damaging ultraviolet radiation. Dermatologic Therapy，2014，27（4）：195.

[68] Wind B S，Meesters A A，Kroon M W，et al. Punchgraft testing in vitiligo；effects of UVA，NB-UVB and 632.8 nm Helium-Neon laser on the outcome. Journal of the European Academy of Dermatology & Venereology Jeadv，2011，25（10）：1236-1237.

[69] Wu C S，Hu S C，Lan C C，et al. Low-energy helium-neon laser therapy induces repigmentation and improves the abnormalities of cutaneous

microcirculation in segmental-type vitiligo lesions. Kaohsiung Journal of Medical Sciences, 2008, 24（4）：180-189.

[70] Yu H S, Wu C S. Helium-Neon Laser in the Treatment of Wound Healing and Segmental Vitiligo. Journal of Japan Society for Laser Surgery & Medicine, 2012, 17（Supplement）：53-56.

[71] Vachiramon V, Chaiyabutr C, Rattanaumpawan P, et al. Effects of a preceding fractional carbon dioxide laser on the outcome of combined local narrowband ultraviolet B and topical steroids in patients with vitiligo in difficult-to-treat areas. Lasers in Surgery & Medicine, 2016, 48（2）：197-202.

[72] Rerknimitr P, Chitvanich S, Pongprutthipan M, et al. Non-ablative fractional photothermolysis in treatment of idiopathic guttate hypomelanosis. Journal of the European Academy of Dermatology & Venereology, 2015, 29（11）：2238–2242.

[73] 吴纪园，管晓春. 点阵式 Er：YAG 激光配合外用他克莫司软膏治疗局限型白癜风疗效观察. 中华皮肤科杂志，2013，46（12）：905-906.

[74] 孟丽亚，王逸飞，张春敏. CO_2 点阵激光联合 308 nm 准分子激光治疗稳定期白癜风的临床观察. 中华皮肤科杂志，2014，47（12）：894-896.

[75] Mohammad TF, Hamzavi IH.Surgical Therapies for Vitiligo.Dermatol Clin, 2017, 35（2）：193-203.

[76] Mulekar SV, Isedeh P. Surgical interventions for vitiligo：an evidence-based review. Br J Dermatol, 2013, 169 Suppl 3：57-66.

[77] Wassef C, Lombardi A, Khokher S. Vitiligo surgical, laser, and alternative therapies：a review and case series. Drugs Dermatol, 2013, 12（6）：685-691.

[78] 戴叶芹，许爱娥. 单株毛囊移植治疗毛发部位白癜风的临床疗效. 中华皮肤科杂志，2010，43（12）：880-881.

[79] Liu JY, Hafner J. Dragieva G, et al. Bioreactor microcarrier cell culture system（Bin—MCCS）for large—scale production of autologous melanocytes. Cell Transplant, 2004, 13：809-816.

[80] Mulekar SV. Melanocyte-keratinocyte cell transplantation for stable vitiligo. Int J Dermatol, 2003, 42：132-136.

[81] Mohanty S, Kumar A, Dhawan J, et al. Noncultured extracted hair follicle outer root sheath cell suspension for transplantation in vitiligo. Br J Dermatol, 2011, 64：1241-1246.

[82] 余泮熹，蔡景龙. ReCell @ 细胞自体体外再生技术研究进展. 中华医学杂志，2015，95（12）：955-957.

[83] Lin SJ, Jee SH, Hsiao WC, et al. Enhanced cell survival of melanocyte spheroids in serum starvation condition. Biomaterials, 2006, 27: 1462-1469.

[84] Wood FM, Giles N, Stevenson A. Charaeterisation of the cell suspension harvested from the dermal epidermal junction using a ReCell @ kit. Burns, 2012, 38 (1): 44-51.

[85] Wheeler RL, Gabbert F. Using Self-Generated Cues to Facilitate Recell @: A Narrative Review.Front Psychol, 2017, 27 (8): 1830.

[86] Cervelli V, De A B, Balzani A, et al. Treatment of stable vitiligo by ReCell @ system. Acta Dermatovenerol Croat, 2009, 17 (4): 273-278.

[87] Mulekar S V, Ghwish B, Al I A, et al. Treatment of vitiligo lesions by ReCell @ vs. conventional melanocyte-keratinocyte transplantation: a pilot study. British Journal of Dermatology, 2008, 158 (1): 45-49.

[88] 王来英, 胡亚莹, 曹爱华, 等. 自血加地塞米松皮损内注射治疗限局性白癜风疗效观察. 临床皮肤科杂志, 2003, 32 (8): 484-484.

[89] 霍亚兰, 王铭秀, 努尔古丽. 自血注射疗法联合复方甘草酸苷治疗局限性白癜风疗效观察. 中国麻风皮肤病杂志, 2012, 28 (7): 523.

[90] 盛琪, 王平, 张敬东, 张东生. 自体表皮移植术与自血疗法治疗白癜风的疗效比较和电镜观察. 东南大学学报 (医学版), 2004, 23 (4): 256-258.

[91] Bethlen S, Fontaine R, Gillet P et al. Platelet-rich plasma (PRP) and disc lesions: A review of the literature. Grosdent S, Neurochirurgie, 2017, 63 (6): 473-477.

[92] Yang WY, Han YH, Cao XW, et al. Platelet-rich plasma as a treatment for plantar fasciitis: A meta-analysis of randomized controlled trials. Medicine (Baltimore), 2017, 96 (44): e8475.

[93] Ibrahim ZA, El-Ashmawy AA, El-Tatawy RA The effect of platelet-rich plasma on the outcome of short-term narrowband-ultraviolet B phototherapy in the treatment of vitiligo: a pilot study. J Cosmet Dermatol, 2016, 15 (2): 108-116.

[94] Abdelghani R, Ahmed N A, Darwish H M. Combined treatment with fractional carbon dioxide laser, autologous platelet-rich plasma, and narrow band ultraviolet B for vitiligo in different body sites: A prospective, randomized comparative trial. Journal of Cosmetic Dermatology, 2017.

[95] Frisoli ML, Harris JE. Vitiligo: Mechanistic insights lead to novel treatments. J Allergy Clin Immunol, 2017, 140 (3): 654-662.

[96] 杨登科, 黄兰兰, 徐杰, 等. 中医药治疗白癜风的实验研究进展. 皮肤病与

性病，2017，39（3）：172-176.

[97] 许兆毅，张峻岭，张丹丹，等．中医药联合 NB-UVB 治疗白癜风的研究进展．中国皮肤性病学杂志，2014，28（4）：415-417

[98] 刘国艳．蒺藜首乌汤治疗白癜风及蒺藜皂苷对黑素细胞的影响机制研究．山东中医药大学，2014.

[99] 涂彩霞，刘之力，任凤，等．47 种中药对酪氨酸酶活性的影响及酶动力学的研究．中国麻风皮肤病杂志，2006，22（6）：456-458.

[100] 何静岩．针灸围刺法治疗白癜风疗效观察．中国中医药信息杂志，2013，20（7）：72-72.

[101] 郭启清．耳针治疗白癜风．中国针灸，1989，9（5）：52.

[102] 霍永芳．耳穴贴压治疗白癜风．上海针灸杂志，1988，7（3）：48.

[103] 陆健，张肖羽，郭文才，等．穴位埋线治疗白癜风 83 例疗效观察．中国针灸，1989（4）.

[104] 周子信，冯俊芳．穴位埋线治疗白癜风 30 例．上海针灸杂志，2000，19（3）：19.

[105] 程传刚．穴位注射等三联疗法治疗 98 例白癜风临床观察．医学美学美容（中旬刊），2014，（6）：509.

[106] 魏明丰，王巧妹．隔药灸为主治疗白癜风 147 例临床观察．中国针灸，1990（6）：9-10.

[107] 车建丽．针刺加醋灸治疗白癜风 38 例临床观察．中国针灸，1999（2）：89-90.

[108] 刘忠恕．发泡疗法治疗白癜风 87 例临床观察．中医杂志，1995，36（10）：608.

[109] 修猛刚，王大芬．火针点刺治疗白癜风 80 例．中国针灸，2005，25（4）：251-251.

[110] 赵玉雪，黄石玺，赵宏．改良火针规范化方案治疗白癜风．上海针灸杂志，2008，27（4）：40-41.

[111] 战惠娟，韩雪．火针配合灸法治疗寻常型稳定期白癜风的临床观察．黑龙江中医药，2014，43（4）：47-48.

[112] 赵阳，邹存清，张毅，等．火针与中药联合治疗气血瘀滞型白癜风 39 例疗效观察．贵阳中医学院学报，2015，37（2）：43-45.

[113] 杨登科，徐杰．火针联合复方紫归片治疗白癜风临床观察．新中医，2014（8）：167-169.

[114] 荆鲁华，曲云，刘政兰，等．中药颗粒联合毫火针治疗稳定期局限型白癜风临床疗效观察．临床医药文献电子杂志，2015（25）：5264-5265.

[115] 李心宽．复方首乌蒺藜汤联合火针治疗白癜风的临床疗效观察［D］．山东中医药大学，2014.

[116] 黄莉宁，王天晶，任盈盈，等．火针治疗白癜风自身对照临床研究．新中医，2016（7）：149-150.

[117] 任雷生，付旭辉，王慧娟，等．火针联合308 nm准分子光治疗稳定期白癜风疗效观察．中国医疗美容，2016，6（3）：76-78.

[118] 匡文波，查汗．火针联合308准分子光治疗儿童白癜风186例．中国保健营养旬刊，2013，23（9）：5376-5377.

[119] 顿耿，任雷生，边珍珍．火针联合308 nm准分子光治疗白癜风临床研究．中华临床医师杂志：电子版，2016（4）：81-82.

[120] 周荣新．窄谱中波紫外线光疗法联合毫火针治疗白癜风100例疗效观察．河北中医，2012，34（12）：1850-1851.

[121] 张颜，陈纯涛，黄蜀，等．火针联合窄谱中波紫外线治疗白癜风疗效观察．中国针灸，2013，33（2）：121-124.

[122] 吴艳，黄蜀．火针配合驱虫斑鸠菊穴位注射治疗气滞血瘀型白癜风120例．中医外治杂志，2012，21（3）：20-21.

[123] 纪钧．药罐疗法治疗白癜风40例．广西中医药，1992（1）：13-14.

147

第九章 白癜风的预防与护理

一、白癜风的预防

白癜风的发生可能是在内外多种因素的激发下引起的皮肤色素脱失。白癜风在全球的发病率为 1%～2%，其中 20% 的白癜风患者可以查到明确的遗传史外，另有 80% 的患者缺乏家族史，发病可能与精神心理状态、环境等因素的影响相关。因此日常生活中可以采取一定的方法来预防白癜风的发生。

1. 要保持良好的健康心态，对于突发事件泰然处之 白癜风的病因和发病机制目前尚不十分清楚，但神经-内分泌-免疫异常已经成为共识。有资料显示 35.7% 的患者有精神压力过大或创伤的病史。白癜风患者在发病前经历应激性生活事件（特别亲人丧失或离异，外伤和疾病的发生，饮食和睡眠习惯的改变）的概率很高，40% 以上的患者发病前有亲戚或好朋友去世，25% 以上的患者有居住地的变换（即以失去朋友、家庭、熟悉的环境为特征的生活环境改变），25%～35% 的患者在白癜风发病之前有抑郁症表现，16% 的患者有个性问题。而心理应激可影响神经内分泌系统和免疫系统。因此健康的心理状态对白癜风的预防十分重要。在日常生活中，患者应保持心情愉悦，遇到一些不愉快的事情时要学会调整心态；要增强自身修养，提高个人能力和应变能力，以适应环境变化；遇到变故时，学会以冷静的态度去对待客观事物的变化，处事不惊，从容应对工作和生活遇到的困难；充分发挥个人的主观能动性，将不利因素变为有利因素，将压力化为动力，克服困难；要做一个对生活积极乐观，对世界充满信心，积极拼搏的人。乐观豁达、心怀宽广，不忌妒他人，才能受人敬重，与家人和同事建立良好的关系。

2. 注意治理环境，减少水源等传染，避免接触某些有害的酚类化学物质 避免接触作为橡胶防护手套原料的抗氧剂氢醌衍生物，某些由合成橡胶制成的凉鞋等。职业性接触叔丁酚、氢醌、氢醌单苯醚、β-盐酸硫乙胺等化学物质的人有可能产生职业性白斑。减少自呼吸道进入的有害物质，不在烟雾、尘埃大的场所运动或长久逗留，雾霾天外出活动时要戴好口罩。

3. 防止皮肤的外伤 外伤可使伤处皮肤变白，可能是因局部创伤处的神经纤维受损所致，或是机体处于高度应激状态，使体内的神经内分泌系统功能紊乱，降低了黑素的合成代谢。注意皮肤局部的刺激而诱发同形反应，如手术、外伤、压迫或摩擦以及局部的感染等不良因素所致的局限型炎症或外伤部位的白斑。

4. 养成良好的饮食习惯，忌偏食、挑食 注意饮食与忌口，在日常生活中要注意科学的饮食调理，注重各种食物的搭配，以保证人体足够的营养，偏食则会造成食品搭配失调，营养偏差，有可能导致合成黑素的必需物质相对缺乏，故而偏食是一种不良的饮食习惯，应注意纠正；在日常生活中摄食一些含铜食物，多用一些铜勺、铜壶等铜器餐具来补充铜，既可减轻或免除经口或静脉途径给药可能引起的中毒，又可当作白癜风的一种可行的辅助治疗；多食一些富含酪氨酸的物质（如牛肉、猪肉等），禽蛋，动物内脏（如肝、肾等），牛奶，新鲜蔬菜，豆类（包括黄豆、扁豆、青豆等豆制品），黑芝麻，葡萄干，硬果类（如核桃等），矿物质食物等；忌口是重要环节，过酸、过辣的食物以及所谓"热性食物"或"发物"（如鱼、虾、蟹、羊肉、狗肉等）致敏的发生率很高，白癜风患者应禁忌食用。

5. 慎用药物 注意防止久服某些药物而发生白斑。含磺胺基成分的药物（磺胺类、甲苯磺丁脲、格列苯脲等）都具有光敏感作用，含巯基药物（如胱氨酸、半胱氨酸、二硫甲丙醇与青霉胺等）能干扰黑素的正常代谢，常用的硫脲、硫脲嘧啶、甲状腺素、肾上腺素、去甲肾上腺素等药物也会影响黑素的合成。

6. 适度运动，强身健体 生命在于运动，坚持体育锻炼，不仅可以保持健康，还能预防疾病。对于压力越来越大的现代生活来说，合理的运动可以释放压力，调节心情。体育运动是要根据自己的年龄、性别、工作与学习特点，自身的健康状况来安排锻炼的时间和进度，充分考虑到季节、地区、自然环境等因素对锻炼效果的影响，运动量、运动强度也要由小到大，并在锻炼过程中逐渐积累经验，掌握好适宜的运动量，以期达到自我锻炼的最佳效果。切忌：不顾人体的生理特点，一味地追求大运动量；不按人体各器官不同的最佳发育期选择有针对性的运动项目进行锻炼；不注意全面发展的锻炼，扰乱体力和脑力劳动的生物规律；不注意运动环境和运动卫生；心血来潮，不能善始善终的突发性锻炼等。以上不良运动习惯都有碍健康，应及时纠正和避免，因为身体锻炼是为了增强体质，陶冶情操，提高机体免疫力，如果锻炼方法不当，违背了人体发展规律，就会适得其反。

7. 重视自身免疫与白癜风的发病关系 由于某些白癜风患者，特别是发病年龄较晚的患者，常可同时伴发器官特异性自身敏感性疾病，如甲状腺病、恶性贫血、糖尿病等，应做到早发现、早治疗，以便早日控制病情。

8. 贴身衣物应选棉质、宽松的衣服 因为白癜风好发在暴露部位和易受摩擦的部位（如腰骶部、腰带、胸罩等）。选择柔软、宽松的衣物可以减少皮肤与衣服的反复机械性摩擦，保护肌肤。

9. 减少紫外线照射 日常生活中应减少紫外线的照射，长时间暴露在强光下

149

时应做好保护措施，使用遮阳帽、墨镜、防晒霜等防晒物品。避免强光曝晒，夏季阳光直射地面，照射强度大，曝晒之后易引起皮肤炎症，特别是头面部等暴露部位常导致黑素细胞受损，失去产生黑素的能力。但白癜风患者却应主动地、适度地配合日晒，日晒时间随季节而调整，例如秋、冬、春初阳光斜照地面，宜选择中午前后接受光照，日晒时间可以长一些；春末夏季阳光直射地面，以上午、傍晚接受光照为宜，若选择中午时分则可隔着玻璃窗照射，日晒时间可以短一些，次数多一些，这样不仅可以减少强烈的阳光直接照射防止对皮肤的损伤，而且有利于发挥长波紫外线的治疗作用。

二、白癜风的护理

白癜风多发于暴露部位，特别是头面部的白斑，严重影响人们的外观，一般无自觉不适，但日常生活中很多方面都与疾病的复发或加重有关，合理的护理操作对于白癜风的治疗具有重要意义。白癜风的护理操作要尽量做到以下几个方面：

（一）控制不良情绪

人的意识能够调节情绪的发生和强度，一般来说白癜风患者若能清楚地意识到引起自己情绪波动的根源，就能更有效地调节自己的情绪。

1. 用积极的语言自我鼓励 语言是影响人的情绪体验与表现强有力的工具，通过语言可以引起或抑制情绪反应，患者可时常自我暗示：白癜风并不是不治之症，是可以治疗的疾病；白癜风可以完全治愈，至少也有不同程度的好转；接受治疗比放弃治疗总是要好。用这些积极的语言来控制与调节患者的情绪有利于病情的控制和恢复。

2. 转移注意力也是一种调节情绪的有效方法 患者可以把注意力从消极情绪转移到其他方面，协调的工作、幽默的语言、恰如其分的玩笑、十分融洽的环境等对病情的控制和治疗均有积极的意义。注意把情绪化为行动的力量，培养兴趣爱好等。让患者把令人义愤的事情坦率地说出来，以消不快之气，或者面对沙包或猛击几拳，从而达到松弛神经功能的目的。还可参加太极拳类体育活动，通过自我控制情绪和良好的心理过程来影响生理过程，从而达到松弛神经的效果，以此解除紧张和焦虑等不良情绪。

3. 建立恢复治疗的信心 白癜风易继发一定程度的心身疾病，应当引起人们的普遍重视。特别是对医护人员来说，更要给予患者热情、积极的帮助和治疗。患者也应抱有正确的态度，下定决心，树立信心，持以耐心，保持清醒的头脑，密切配合医护人员，保证足够疗程，不要半途而废。这是至关重要的。

4. 注意营造一个良好的家庭氛围 作为患者的家属，应给予充分关心、安慰与引导，在体谅患者心理创伤和精神痛苦的基础上，鼓励患者从忧郁中解放出来，切忌自觉或不自觉地给患者带来任何不良的刺激，以期更好地配合医生进行治疗。

（二）皮肤护理

白癜风是一种皮肤顽疾，白癜风患者的皮肤也比正常人脆弱许多。白癜风患者的皮肤在受到外界刺激后，很容易造成白斑扩散，从而加重病情。因此除了积极治疗外，还要做好护理工作。在日常生活中，慎用外用药物，以防刺激皮肤，尤其是颜面部的外涂药应引为特别注意。适当进行日光浴，但在暑天不宜曝晒。在白癜风进展期，避免机械性刺激以免损伤肌肤或发生同形反应。白癜风患者沐浴时应少用沐浴露，因为其中某些化学成分很可能刺激皮肤导致白斑的复发。如果一定要用的话，应尽量冲洗干净。

白癜风患者身上的白斑一般都好发于一些比较容易摩擦的部位，如腰部系腰带区域、内裤摩擦区域、手足摩擦区域。白癜风患者在日常生活中，应注意如何穿衣和挑选衣服材质，因为衣服的材质对白癜风的病情复发有很大影响。日常衣物的选择，应注意以下几点：

1．尽量选择柔软舒适的衣服，选择天然纤维做的衣服　白癜风患者可以选择纯棉、亚麻、丝质等对皮肤的摩擦和压制较小的材质的衣物，不能选择皮革等质地坚硬的衣服。

2．新衣服买回来后，一定要用清水洗一遍，晒晒太阳再穿　这样一方面能除掉衣服上的细菌，减少细菌感染诱发白癜风的机会，另一方面可以让衣服更加柔软，对白癜风的皮损处摩擦更小。

3．白癜风患者穿衣服要因时制宜　不能使皮肤忽冷忽热，不能让皮肤在阳光下暴晒，否则会导致白癜风的复发。

此外，应防止皮肤冻伤和干燥。特别是冬季寒冷且干燥，皮肤容易出现冻伤和龟裂（因为冻伤也是白癜风的诱因之一）。因此要注意皮肤保暖、保湿，穿一些宽松的鞋子和衣服，这样利于血液循环，不容易冻伤；平时用一些温和、不刺激的护肤品以保持皮肤湿润。

（三）饮食护理

饮食因素对白癜风患者影响深远，是一把双刃剑——一方面若饮食不当（如偏食、挑食、厌食等）会诱发白癜风的产生或加重白癜风的病情，另一方面若饮食搭配合理、营养均衡，能促进疾病治疗，起到辅助治疗的作用[1-3]。

1．合理忌口　白癜风患者对于饮食不要盲目忌口，但也不要因为医生说不用严格忌口就无所顾忌地吃起来，要注意饮食的均衡。一味地坚持忌口，可能会使身体病情状况更糟糕。比如，由于营养不良而导致的身体免疫力进一步降低；还

151

有部分患者，因禁忌食物而产生了心理压力，这反而不利于病情的恢复。

2. 维生素C食物可以适当使用　饮食上，患者问得最多的问题就是要不要忌维生素C的食物，如西红柿、猕猴桃、柠檬、橘子等。许多患者和部分医生认为，维生素C既然能美白，就可能会使白癜风更白，所以有关于白癜风患者不能食用维生素C的说法。其实，这是由对白癜风认识不够深入所致。导致白癜风的直接原因是白斑部位黑素细胞的消失，与维生素C没有关系。维生素C仅仅对黑素细胞内的酪氨酸酶有迟滞作用，只对过度的色素沉着有所改善，实际上这个作用也非常有限，因此白癜风患者是可以食用维生素C类的食物。此外，适当食用含维生素C食物对白癜风治疗起辅助的作用。黑素细胞消失可能和皮肤内氧自由基过量堆积损伤细胞和组织有关。而维生素C正是体内主要的抗氧自由基物质，作为氧化还原酶的辅酶，参与机体氧化还原过程，有促进消化功能、维护皮肤和神经健康的重要作用，对白癜风的治疗是有辅助作用的。

所以，白癜风患者不必谈维生素C色变，正常情况下可以食用含维生素C的蔬菜和水果。特别是儿童，他们处于生长发育时期，更不要随便忌食。总之，患者不要盲目地禁忌食物，以免导致饮食不均衡。

3. 白癜风患者日常饮食原则

（1）肉类和蔬菜均衡搭配。肉类和蔬菜所含的营养是不同的，偏好其中的一种会营养摄入不均。患者应该注意平时的三餐肉类和蔬菜均衡搭配，保证从食物中吸收各种营养，提高自己的免疫力。

（2）粗粮和细粮都要吃。人们平时吃米面等细粮居多，随着对养生健康的关注增加，人们也渐渐意识到粗粮的营养价值。白癜风患者可以把粗粮和细粮搭配食用，这样能够均衡吸收其中的营养，对患者自身的健康和病情都有好处。

（3）每餐饭量要合适。白癜风患者每餐饭量也要均衡，早餐吃好、午餐吃饱、晚餐吃少。白癜风患者可以根据自己的饭量适当把握，觉得刚刚饱就行，并不是吃得多营养就吸收得多。

（4）均衡食用其他食物。在生活中，奶制品、豆类、坚果类、水果等食物也含有丰富的维生素和微量元素，白癜风患者经常吃这些食物也可以增强体质，控制病情。另外，患者应该避免吃垃圾食品[4-5]。

（四）皮肤移植术后护理

1. 避免剧烈活动　特别要注意保护面部、口周、颈部、腰部等活动部位，如出现敷料松脱现象将影响手术部位后期效果。

2. 避免术后出汗　术后大量出汗不利于术区黑素细胞的存活，应避免劳累，注意衣着宽松，避免出汗。

3. 保持术区干燥清洁　手术部位切忌沾水，保持患处干燥清洁，敷料拆除后第二天方可洗澡。不要摩擦手术部位，勿使用清洁用品（肥皂、沐浴液等），避免化学刺激。

4. 避免术后暴晒 术后暴晒不利于黑素细胞的存活。

5. 注意饮食 不吃或少吃辛辣等刺激性食物和影响黑素的恢复及合成的食物；注意营养均衡，宜多食富含酪氨酸以及微量元素的食物，例如：瘦肉、动物内脏、新鲜蔬菜、奶蛋类、坚果、豆制品等。

6. 注意休息，保持愉悦心情 精神因素与白癜风有着密切的关系。因此患者在平时生活中要保持良好的精神状态，心平气和，减少忧虑，注意劳逸结合，养成良好的生活习惯。

参考文献

[1] Khandalavala BN，Nirmalraj MC. Rapid partial repigmentation of vitiligo in a young female adult with a gluten-free diet.Case Rep Dermatol，2014，6（3）：283-287.

[2] Kaimal S，Thappa DM. Diet in dermatology：revisited.Indian J Dermatol Venereol Leprol，2010，76（2）：103-115.

[3] Namazi MR，Chee Leok GO. Vitiligo and diet：a theoretical molecular approach with practical implications.Indian J Dermatol Venereol Leprol，2009，75（2）：116-118.

[4] Grimes PE，Nashawati R. The Role of Diet and Supplements in Vitiligo Management.Dermatol Clin，2017，35（2）：235-243.

[5] Jalel A，Soumaya GS，Hamdaoui MH. Vitiligo treatment with vitamins，minerals and polyphenol supplementation. Indian J Dermatol，2009，54（4）：357-360.

附录 1

白癜风临床路径

国家卫生与计划生育委员会

一、白癜风临床路径标准门诊流程

（一）适用对象

第一诊断为白癜风（不伴有并发症）（ICD-10：L80）。

白癜风是一种获得性色素异常性疾病。

（二）诊断依据

根据《临床诊疗指南 - 皮肤病与性病分册》（中华医学会编，人民卫生出版社）、《临床技术操作规范 - 皮肤病与性病分册》（中华医学会编，人民军医出版社）、《白癜风治疗共识》（中国中西医结合学会皮肤性病专业委员会，中华皮肤科杂志）。

白癜风为后天获得性色素脱失性皮肤病，一般无自觉症状，白斑常呈乳白色，大小、形态不一，毛发可正常或变白。白癜风分为节段型、非节段型、混合型、未定类型。非节段型皮损可局限于某些部位或散发、泛发全身，故非节段型又分为散发型、泛发型和面肢端型和黏膜型四个亚型。节段型一般为单侧，白斑沿某一皮神经节支配区分布。白癜风根据病情活动与否分为两期：进展期和稳定期。进展期为原白斑仍在扩大，边界模糊，并且可有新发皮损，可有同形反应；稳定期为原白斑停止发展，并且无新发皮损，无同形反应。白癜风根据皮损的色素脱失情况可以分为两类：完全型白斑和不完全型白斑，前者色素脱失完全，病变处黑素细胞消失，后者脱色不完全，白斑中有色素减退点。

（三）治疗方案的选择

1．局部外用药：外用糖皮质激素制剂或钙调神经磷酸酶抑制剂、补骨脂素、氮芥酊。

2．光疗。

3．手术治疗：表皮或黑素细胞移植。

4．使用免疫调节药物。

5.系统使用糖皮质激素。

6.中西药物，内调外治。

释　义

外用强效糖皮质激素制剂适用于活动期的患者，连用不超过 3 个月，亦可间断使用。糠酸莫米松制剂是儿童的首选药物。外用的钙调神经磷酸酶抑制剂用于成年人和儿童头颈部和皮肤薄嫩部位。建议每日 2 次，至少持续 6 个月。联合光疗可提高疗效。活动性播散型白癜风或当白斑病变超过 15% ~ 20% 表面积时可用全身性窄波 UVB 治疗。如果光疗持续 3 个月后无复色或 6 个月后疗效不满意（复色面积＜ 25%）则应停止治疗。如有持续复色发生则需要坚持光疗，或在最大剂量上持续 1 或 2 年。手术可用于药物治疗加光疗失败的患者或其他局限型白癜风患者。应根据疾病的临床类型和分期选择治疗方式，必要时可以可根据情况进行联合治疗，以提高复色率，并减少不良反应的发生。

（四）进入路径标准

1.第一诊断必须符合 ICD-10：L80 白癜风（不伴有并发症）疾病编码。

2.当患者同时具有其他疾病诊断，但在不需要特殊处理也不影响第一诊断的临床路径流程实施时，可以进入路径。

释　义

患者同时具有其他疾病影响第一诊断的临床路径流程实施时均不适合进入临床路径。

白癜风患者同时并发甲状腺疾病、免疫性疾病时需在相关科室治疗后进入临床路径。

（五）就诊期间检查项目

根据患者病情选择的项目：

1.伍德灯

2.血常规

3.甲状腺相关抗体

4.自身抗体过筛

5.免疫球蛋白等

6.络氨酸酶，黑素抗体等相关检查

7.真菌镜检

8.激光共聚焦扫描显微镜（皮肤 CT）

释　义

　　甲状腺相关抗体包括抗甲状腺过氧化物酶（TPO），抗甲状腺球蛋白抗体、促甲状腺激素（TSH）和其他相关抗体的检测。如患者既往史、家族史和（或）实验室检查强烈怀疑自身免疫性疾病需完善必要的自身抗体检测。在诊断存疑的情况下，可以完善真菌镜检和皮肤活检，有条件的可以用激光共聚焦扫描显微镜等检测，根据检测结果进一步鉴别诊断。

（六）治疗方案与药物选择

　　1．治疗原则

　　（1）进展期白癜风：可外用糖皮质激素（简称激素）或钙调神经磷酸酶抑制剂（他克莫司、吡美莫司）等，也可外用低浓度的光敏药，如浓度＜0.1％的甲氧沙林（8-甲氧补骨脂素，8-MOP）；局部光疗可选窄谱中波紫外线（NB-UVB）、308 nm准分子激光及准分子光等，配合中西药物内调外治（中药、中成药、药浴、中药熏蒸）等。

　　（2）稳定期白癜风：外用光敏剂（8-MOP等）、激素、氮芥、钙调神经磷酸酶抑制剂、维生素 D_3 衍生物等；自体表皮移植及黑素细胞移植；局部光疗参考进展期疗法，药物上配合中西药物内调外治（中药、中成药、药浴、中药熏蒸）等。

　　（3）手术治疗：自体表皮移植或黑素细胞移植，包括自体表皮片移植，微小皮片移植，刃厚皮片移植，自体非培养表皮细胞悬液移植，自体培养黑素细胞移植等。

　　2．其他辅助治疗方法　避免暴晒、外伤、紧张、接触化学脱色剂等。暴露部位必要时可用遮盖剂；补充维生素 B，维生素 E 等。

　　3．治疗中注意事项

　　（1）注意教育患者对本病有一个正确认识，告诉其本病为慢性过程，需坚持治疗。此外，任何疗法有效率均有限。

　　（2）进展期应当慎用有刺激性的外涂药，如：补骨脂素、氮芥等。应用光疗时，注意防止可能的副作用。

　　（3）用系统糖皮质激素疗法时，注意其副作用，疗程不宜过长。

　　（4）儿童白癜风使用药物治疗应慎重。

（七）病情变异及原因分析

　　分析是否祛除可疑诱因，是否按医嘱规律治疗，是否合并有其他基础疾病如自身免疫病等，可根据分析结果判断是否需要进一步对患者检查、诊断及治疗或到其他相应科室诊治。

释　义

微小变异：因为医院检验项目的及时性，不能按照要求完成检查；因为节假日不能按照要求完成检查；患者不愿配合完成相应检查，或不能遵医嘱配合治疗。

重大变异：因基础疾病需要进一步诊断和治疗；因各种原因需要其他治疗措施；医院与患者或家属发生医疗纠纷，患者要求离院或转院。

【用药选择】

治疗时需要考虑病情、发病部位、年龄、基础疾病（特别是自身免疫性疾病）、已使用的药物，以及主观和客观的因素。

【药学提示】

1．系统应用糖皮质激素可以引起相应的副作用，如血糖血压升高，传染病灶播散等。需要询问病史及完成体格检查，用药前除外相关疾病的可能。

2．儿童应用系统治疗药物需按照体重减少用药剂量。

3．外用光敏剂有引起刺激性皮炎的可能，必要时可以稀释光敏剂，降低其浓度。

【注意事项】

1．进展期外用糖皮质激素治疗面积应 < 10%，应慎用有刺激性的外涂药，如：补骨脂素、氮芥等。

2．儿童白癜风使用激素、光疗及有伤肝功的药物应慎重。

3．对多种治疗无效，白斑面积 > 80% 的患者，可以推荐脱色治疗。

4．本病治疗疗程较长，需加强患者教育，提高其用药及治疗的依从性。

二、白癜风临床路径表单

适用对象：第一诊断为白癜风（ICD-10：L80）

患者姓名：_____　性别：_____　年龄：_____　门诊号：_____

初诊日期：_____年___月___日　标准门诊治疗时间：6 ~ 12 个月

日期	门诊第 1 天	门诊 1 个月后随访	门诊 2 个月后随访
主要诊疗工作	☐ 询问病史及体格检查 ☐ 完成首次门诊病史 ☐ 开具化验单及辅助检查申请单 ☐ 完成初步的病情评估和治疗方案 ☐ 与患者或家属谈话明确诊疗计划	☐ 询问病史及体格检查 ☐ 根据体检、实验室检查结果，完成病情评估并制定治疗计划	☐ 注意观察皮疹变化 ☐ 根据患者的病情变化及对治疗的反应及时调整治疗方案

157

续表

日期	门诊第 1 天	门诊 1 个月后随访	门诊 2 个月后随访
	□ 患者或其家属签署"接受光疗或光化学疗法治疗"知情同意书（必要时） □ 患者或其家属签署"接受自体表皮移植治疗"知情同意书（必要时） □ 患者或其家属签署"接受糖皮质激素治疗知情同意书"（必要时）		
重点医嘱	门诊医嘱： □ 外用：糖皮质激素、补骨脂素、维生素 D_3 衍生物，免疫调节剂 □ 局部光疗或光化学疗法 □ 自体表皮或黑素细胞移植（稳定期） □ 系统小剂量糖皮质激素：甲泼尼龙／泼尼龙，口服（必要时） □ 血常规、肝肾功能、电解质、血糖、甲状腺相关抗体、抗体过筛或淋巴细胞亚群（有条件时） □ 中医中药 □ 告诉注意事项	门诊医嘱： □ 调整局部光疗或光化学疗法 □ 系统用免疫调节剂（转移因子、胸腺素等）（必要时） □ 系统小剂量糖皮质激素：甲泼尼龙／泼尼龙，口服（必要时） □ 保胃药 □ 血尿常规等 □ 外用：糖皮质激素、补骨脂素、维生素 D_3 衍生物（钙泊三醇、他卡西醇），免疫调节剂（如他克莫司及吡美莫司） □ 告诉注意事项	门诊医嘱： □ 调整局部光疗或光化学疗法 □ 调整系统小剂量糖皮质激素：甲泼尼龙／泼尼龙，口服（必要时） □ 血尿常规 □ 告诉注意事项
病情变异记录	□无 □有，原因： 1. 2.	□无 □有，原因： 1. 2.	□无 □有，原因： 1. 2.
医师签名			
日期	门诊 3 月后随访	门诊 4 月后随访	门诊 6 月后随访

续表

日期	门诊第 1 天	门诊 1 个月后随访	门诊 2 个月后随访
主要诊疗工作	□注意观察皮疹变化及时调整治疗方案 □防治治疗药物的不良反应	□注意观察皮疹变化及时调整治疗方案 □防治治疗药物的不良反应	□进行诊疗评估，及时调整治疗方案，确定患者是否可以停止某些治疗 □防治治疗药物的不良反应
重点医嘱	门诊医嘱： □糖皮质激素：剂量调整或停药（必要时） □局部治疗：根据皮疹变化调整用药及光疗或光化学疗法 □复查血常规、肝肾功能、电解质，尿、粪常规等	门诊医嘱： □糖皮质激素：剂量调整或停药（必要时） □局部治疗：根据皮疹变化调整用药 □自体表皮或黑素细胞移植（病情稳定至少 6 月以上） □尿、粪常规等	门诊医嘱： □糖皮质激素：剂量调整（可停止） □局部治疗：根据皮疹变化调整用药 □局部光疗或光化学疗法（可酌情停止） □血常规、尿、粪常规等 □复查肝肾功能、电解质（必要时）
病情变异记录	□无 □有，原因： 1. 2.	□无 □有，原因： 1. 2.	□无 □有，原因： 1. 2.
医师签名			

附录2
白癜风诊疗共识（2014）

中国中西医结合学会皮肤性病专业委员会色素病学组

本指南以中国中西医结合学会皮肤性病专业委员会色素病学组制订的白癜风治疗共识（2009版）为基础，经色素病学组、中华医学会皮肤科分会白癜风研究中心部分专家及国内相关专家讨论制定。参加起草及讨论的成员（按姓名汉语拼音排序）：傅雯雯、高天文、何黎、贾虹、李恒进、李铁男、李珊山、卢忠、鲁严、李春英、李强、刘清、马东来、乔树芳、秦万章、宋智琦、孙越、宋秀祖、涂彩霞、温海、王玮蓁、许爱娥、项蕾红、张学军、张建中、郑志忠、赵广、朱光斗。

白癜风治疗目的是控制皮损发展，促进白斑复色。

一、选择治疗方法时主要考虑因素

1. 病期 分进展期和稳定期。进展期判定参考白癜风疾病活动度评分（VIDA）积分[1]、同形反应、Wood灯。① VIDA积分：近6周内出现新皮损或原皮损扩大（+4分），近3个月出现新皮损或原皮损扩大（+3分），近6个月出现新皮损或原皮损扩大（+2分）；近1年出现新皮损或原皮损扩大（+1分）；至少稳定1年（0分）；至少稳定1年且有自发色素再生（-1分）。总分>1分即为进展期，≥4分为快速进展期；②同形反应：皮肤损伤1年内局部出现白斑。损伤包括物理性（创伤、切割伤、抓伤）、机械性摩擦、化学性/热灼伤、过敏性（接触性皮炎）或刺激性反应（接种疫苗、文身等）、慢性压力、炎症性皮肤病、治疗性（放射治疗、光疗）。白斑发生于持续的压力或摩擦部位，或者是衣物，饰品的慢性摩擦部位，形状特殊，明显由损伤诱发；③ Wood灯：皮损颜色呈灰白色，边界欠清，Wood灯下皮损面积大于目测面积，提示是进展期。皮损颜色是白色，边界清，Wood灯下皮损面积≤目测面积，提示是稳定期。以上3条符合任何一条即可考虑病情进展；④可同时参考激光共聚焦扫描显微镜（简称皮肤CT）[2]和皮肤镜的图像改变，辅以诊断。

2. 白斑面积（手掌面积约为体表面积1%） 1级为轻度，50%。白斑面积也可按白癜风面积评分指数（vitiligo area scoring index，VASI）来判定。VASI=∑（身体各部占手掌单元数）× 该区域色素脱失所占百分比，VASI 值为 0 ~ 100[3]。

3．型别　根据 2012 年白癜风全球问题共识大会（VGICC）及专家讨论，分为节段型、非节段型、混合型及未定类型白癜风。①节段型白癜风：沿某一皮神经节段分布（完全或部分匹配皮肤节段），单侧的不对称的白癜风。少数可双侧多节段分布；②非节段型白癜风：包括散发型、泛发型、面肢端型和黏膜型。散发型指白斑 ≥ 2 片，面积为 1 ~ 3 级；泛发型为白斑面积 4 级（> 50%）；面肢端型指白斑主要局限于头面、手足，尤其好发于指趾远端及面部腔口周围，可发展为散发型、泛发型；黏膜型指白斑分布于 2 个及以上黏膜部位，可发展为散发型、泛发型；③混合型白癜风：节段型和非节段型并存；④未定类型白癜风：指非节段型分布的单片皮损，面积为 1 级。

4．疗效　面部复色疗效好，口唇、手足部位复色疗效差。病程越短，疗效越好。儿童疗效优于成人。

二、治疗原则

（一）进展期白癜风

1．未定类型（原称局限型）　可外用糖皮质激素（简称激素）或钙调神经磷酸酶抑制剂（他克莫司软膏、吡美莫司乳膏）等，也可外用低浓度的光敏药，如浓度 < 0.1% 的 8- 甲氧沙林（8-MOP）；维生素 D_3 衍生物；局部光疗可选择窄谱中波紫外线（NB-UVB）、308 nm 准分子光及准分子激光。对于快速进展期采用光疗可系统用激素。

2．非节段型与混合型　VID 积分 > 3 分考虑系统用激素，中医中药、308nm 准分子激光。快速进展期采用光疗可联合系统用激素或抗氧化剂，避免光疗引起的氧化应激而导致皮损扩大。局部外用药治疗参考进展期未定类型。

3．节段型　参考进展期未定类型治疗。

（二）稳定期白癜风

1．未定类型（原称局限型）　外用光敏剂（如呋喃香豆素类药物 8-MOP 等）、激素、氮芥、钙调神经磷酸酶抑制剂、维生素 D_3 衍生物等；自体表皮移植及黑素细胞移植；局部光疗参考进展期未定类型。

2．非节段型与混合型　光疗（如 NB-UVB，308 nm 准分子光及准分子激光等）、中医中药、自体表皮移植或黑素细胞移植（暴露部位或患者要求的部位）。局部外用药参考稳定期未定类型。

3．节段型　自体表皮移植或黑素细胞移植（稳定 6 个月以上），包括自体表皮片移植，微小皮片移植，刃厚皮片移植，自体非培养表皮细胞悬液移植，自体培养黑素细胞移植等。参考稳定期未定类型治疗。

三、治疗细则

（一）激素治疗

1. 局部外用激素 适用于白斑累及面积＜2%～3%体表面积的进展期皮损。超强效或强效激素，可连续外用1～3个月或在皮肤科医生指导下使用，或予强弱效或弱中效激素交替治疗。成人推荐外用强效激素。如果连续外用激素治疗3～4个月无复色，则表明激素疗效差，需更换其他治疗方法。

2. 系统用激素 适用于 VIDA＞3分的白癜风患者。口服或肌内注射激素可以使进展期白癜风尽快趋于稳定。成人进展期白癜风，可小剂量口服泼尼松0.3 mg/（kg·d），连服1～3个月，无效中止。见效后每2～4周递减5 mg，至隔日5 mg，维持3～6个月。或复方倍他米松针1 ml，肌内注射，每20～30天1次，可用1～4次或由医生酌情使用。

（二）光疗

1. 局部光疗 NB-UVB每周治疗2～3次，根据不同部位 选取不同的初始治疗剂量，或者在治疗前测定最小红斑量（MED），起始剂量为最小红斑量的70%。下次照射剂量视前次照射后出现红斑反应情况而定：如未出现红斑或红斑持续 时间＜24 h，治疗增加10%～20%，直至单次光照达到3.0 J/cm^2（Ⅲ、Ⅳ型皮肤）。若红斑超过72 h或出现水泡，治疗时间应退后至症状消失，如果红斑超过72 h或出现水疱，治疗时间应推后至症状消失，下次治疗剂量减少10%。20%。如果红斑持续24～72 h，应维持原剂量治疗。308 nm单频准分子光、308 nm准分子激光：每周治疗2～3次，治疗起始剂量及下一次治疗剂量参考NB-UVB。

2. 全身 NB-UVB 治疗 适用于皮损散发或泛发的非节段型或混合型白癜风。每周治疗2～3次，初始剂量及下次治疗剂量调整与局部NB-UVB相同。光疗治疗次数、频率、红斑量和累积剂量并非越多越好，累积剂量大易形成皮肤干燥、瘙痒、光老化等不良反应大。治疗次数、频率、红斑量和累积剂 量与光耐受（平台期）的出现有关。①如出现平台期（连续照射20～30次后，无色素恢复）应停止治疗，休息3～6个月，起始剂量以最小红斑量开始；②在治疗3个月无效应停止治疗；③只要有持续复色，光疗可继续；④不建议进行维持性光疗；⑤快速进展期，联合系统用激素治疗，可避免光疗诱发的同形反应，起始剂量小于70%的最小红斑量。病程短、非节段型疗效优于病程长、节段型；面颈、躯干疗效由于肢端。

3. 光疗的联合治疗　光疗联合疗法疗效优于单一疗法。联合治疗主要有：光疗＋激素口服或外用；光疗＋钙调神经磷酸酶抑制剂外用；光疗＋口服中药制剂；光疗＋维生素 D_3 衍生物外用；光疗＋光敏剂外用；光疗＋移植治疗；光疗＋口服抗氧化剂；光疗＋点阵激光治疗；光疗＋皮肤磨削术等。

4. 局部光化学疗法及口服光化学疗法　由于其疗效并不优于 NB-UVB，不良反应多，已被 NB-UVB 取代。

（三）移植治疗

适用于稳定期白癜风患者（稳定 6 个月以上），尤其适用于稳定期的未定类型和节段型白癜风患者，其他型别白癜风的暴露部位皮损也可以采用。选择移植方法需考虑白斑的部位和面积，进展期白癜风及瘢痕体质患者为移植禁忌证。常用的移植方法包括：自体表皮片移植、微小皮片移植、刃厚皮片移植、自体非培养表皮细胞悬液移植、自体培养黑素细胞移植、单株毛囊移植等。移植治疗与光疗联合 治疗可提高疗效。

（四）钙调神经磷酸酶抑制剂

包括他克莫司软膏及吡美莫司乳膏。治疗时间连续应用 3 ~ 6 个月，间歇应用可更长，复色效果最好的部位是面部和颈部。特殊部位如眶周可首选应用，黏膜部位和生殖器部位也可使用，无激素引起的不良反应，但要注意可引起局部感染如毛囊炎，痤疮出现或加重等。

（五）维生素 D_3 衍生物

外用卡泊三醇软膏及他卡西醇软膏可治疗白癜风，每日 2 次外涂。维生素 D_3 衍生物可与 NB-UVB、308 nm 准分子激光等联合治疗。也可以与外用激素和钙调神经磷酸酶抑制剂联合治疗。局部外用卡泊三醇软膏或他卡西醇软膏可增强 NB-UVB 治疗白癜风的疗效。

（六）中医中药

分为进展期和稳定期 2 个阶段，形成与之相对应的 4 个主要证型（风湿郁热证、肝郁气滞证、肝肾不足证、瘀血阻络证）。进展期表现为风湿郁热证、肝郁气滞证，稳定期表现为肝肾不足证、瘀血阻络证。儿童常表现为脾胃虚弱。治疗进展期以驱邪为主，疏风清热利湿，疏肝解郁；稳定期以滋补肝肾、活血化瘀为主，根据部位选择相应中药。

（七）脱色治疗

主要适用于白斑累及面积＞95% 的患者。已证实对复色治疗的各种方法抵抗，在患者要求下可接受皮肤脱色。脱色后需严格防晒，以避免日光损伤及复色。

1. 脱色剂治疗   20% 氢醌单苯醚，每日 2 次外用，连用 3.6 周；也可用 20% 4-甲氧基苯酚乳膏（对苯二酚单甲醚）。开始用 10% 浓度的脱色剂，以后每 1～2 个月逐渐增加 浓度。每天两次外用，先脱色曝光部位再脱色非曝光部位，1～3 个月出现临床疗效。注意减少皮肤对脱色剂的吸收，身体涂药后 2～3 h 禁止接触他人皮肤。

2. 激光治疗   可选 Q755 nm、Q694 nm、Q532 nm 激光。

（八）遮盖疗法

用于暴露部位皮损，用含染料的化妆品涂搽白斑，使颜色接近周围正常皮肤色泽。

（九）儿童白癜风

局限型白斑：岁的儿童，可外用中强效或强效激素。他克莫司软膏及吡美莫司乳膏可用于局 限性儿童白癜风的治疗。快速进展期的儿童白癜风皮损可采 用小剂量激素口服治疗，推荐口服泼尼松 5～10 mg/ 天，连用 2～3 周。如有必要，可以在 4～6 周后再重复治疗一次。

（十）辅助治疗

应避免诱发因素如外伤、暴晒和精神压力，特别是在进展期。治疗伴发疾病。心理咨询，解除顾虑、树立信心、坚持治疗。注意：①本指南不能保证所有患者均取得满意疗效；②本指南并不包括白癜风的所有治疗方法；③白癜风治疗应争取确诊后尽早治疗，治疗采取个性化的综合疗法。治疗应 长期坚持，一个疗程至少 3 个月以上；④某些药物（如他克莫司软膏、吡美莫司乳膏、卡泊三醇软膏等）的药物说明书中未包括对白癜风的治疗，但已有文献证明这些药物对白癜风有效；⑤关于快速进展期白癜风患儿使用小剂量激素口服的治疗方法，参考 2005 年第 63 届美国皮肤科学会年会上 Pear E. Grimes 发表的白癜风治疗共识，结合专家临床经验形成。

参考文献

[1] Njoo MD，Das PK，Bos JD，et a1．Association of the Kobner phenomenon with disease activity and therapeutic responsivenes in vitiligo vulgaris．Arch Dermatol，

1999, 135 (4)：407-413.

[2] Xiang W, Xu A, Xu J, et al. In vivo confocal laser scanning micmscopy of hypopigmented macules：a preliminary comparison of confocal images in vitiligo, nevus depigmentosus and postinflammatory hypopigmentation. Lasers Med Sci, 2010, 25 (4)：551-558.

[3] Hamzavi I, Jain H, Mclean D, et al. Parametric modeling of narrowband UV-B phototherapy for vitiligo using a novel quantitative tool：tool：the Vitiligo Area Scoring Index. Arch Dermatol, 2004,140 (6)：677-683.

[4] Siegfried EC, Jaworski JC, Hebert AA. Topical calcineurin inhibitors and lymphoma risk：evidence update with implications for daily practice. Am J Clin Dermatol, 2013, 14 (3)：163-178.

许爱娥　执笔

附录3
黄褐斑和白癜风的诊疗标准（2010年版）

中国中西医结合学会皮肤性病专业委员会色素病学组

一、白癜风

（一）诊断标准

①通常在儿童期或青年期发病，表现为大小和形状各异的脱色性白斑，周围颜色正常或有色素增加。②皮损好发于面部、颈部、手背和躯干；腔口黏膜及周围 皮肤也易受侵犯，如眼、鼻、口、耳、乳头、脐、阴茎、女阴和肛门；亦常见于外伤部位；白斑部位的毛发通常也变白。③排除 炎症后色素减退斑、斑驳病、特发性色素减退斑、白色糠疹、无色素痣和贫血痣等皮肤病。④或者 Wood 灯下白斑区见亮白色荧光。

（二）白癜风分型和分期

1. 分型 分为寻常型和节段型。寻常型：①局限型：局限于某一部位皮肤或黏膜，皮损面积 50%。④肢端型：白斑初发于 肢端，可累及黏膜。节段型：白斑为一片或数片，沿皮神经节走向分布，一般为单侧。

2. 分期 分为进展期和稳定期。①判定标准参考白癜风疾病活动度评分（VIDA）积分：近 6 周内出现新皮损或原皮损扩大（+4 分）；近 3 个月内出现新皮损或原皮损扩大（+3 分）；近 6 个月内出现新皮损或原皮损扩大（+2 分）；近 1 年内出现 新皮损或原皮损扩大（+1 分）；至少 1 年内稳定（0 分）；至少 1 年内稳定且有自发色素再生（−1 分）。总分≤1 分为稳定期。总分＞1 分即为进展期，＞4 分为快速进展期。②判定标准 参考 Wood 灯：在自然光下观察皮损，然后与 Wood 灯下的白斑进行比较。进展期：Wood 灯下面积＞自然光下面积，稳定期：Wood 灯下面积≤自然光下面积。③有同形反应者为进展期。

（三）疗效标准

痊愈为白斑全部消退，恢复正常肤色。显效为白斑部分消退或缩小，恢复正常肤色的面积占皮损面积≥ 50%。好转为白斑部分消退或缩小。无效为白斑无色素再生或范围扩大。

（四）面积计算方法

1. 九分法　以手掌占体表面积1% 为标准。白癜风面积（VASI）=∑（每个皮损面积的手单位数）×（皮损中白斑面 积所占的百分比）

2. 点数法　先标记皮损边界，透明的网格纸随机加在皮损的投影区域，计数相交点的数量，计算皮损面积。白癜风面积 = 每个点的面积 × 总的点数。

二、黄褐斑

（一）诊断标准

①皮损表现为面部淡褐色至深褐色斑片，通常对称性分布，无炎症表现及鳞屑。②女性多发，主要发生在青春期后。③病情可有季节性。常夏重冬轻。④排除炎 症后色素沉着、颧部褐青色痣、Riehl 黑变病、色素性扁平苔藓等皮肤病。

（二）临床分型

①蝶形型：皮损见于面颊部，呈蝶形对称 性分布。②面中部型：皮损见于前额、颞部、鼻部、唇上和颊部。③下颌型：皮损见于三叉神经下颌支区，颊下部。④泛发型：皮损泛发于全面部。

（三）疗效判定标准

基本治愈为肉眼视色斑面积消退 90%，颜色基本消失；评分法计算治疗后下降指数≥ 0.8。显效为肉眼视色斑面积消退≥ 60%，颜色明显变淡；评分法计算治疗后下降指数≥ 0.5。好转为肉眼视色斑面积消退≥ 30%，颜色变淡；评分法计算治疗后下降指数≥ 0.3。无效为肉眼视色斑面积消退 < 30，颜色变化不明显；评分法计算治疗后下降指数 < 0.3。

有条件时可采用色度卡或仪器比色。

附录：评分方法和标准：皮损面积评分：0 为无皮损；1 为皮损面积 30 cm2。皮损颜色评分：0 为正常肤色；1 为淡褐色；2 为褐色；3 为深褐色。总积分 = 面积评分 + 颜色评分。评分法下降指数计算公式：下降指数 =（治疗前总积分 — 治疗后总积分），治疗前总积分。

附录 4

白癜风中医治疗专家共识

中华中医药学会皮肤科分会

关键词：白癜风；中医；专家共识

本共识由中华中医药学会皮肤科分会组织相关专家讨论起草制定。牵头讨论起草的专家有（按姓氏汉语拼音排列）白彦萍、刁庆春、范瑞强、刘巧、李元文、李斌、宋坪、沈冬、杨志波、张苍、张理涛、周小勇、周冬梅。

白癜风中西医同名，为一种局限型或泛发型色素脱失性皮肤病。易诊难治。古代文献称白癜、白驳、斑驳等，现统称为白癜风。

中医认为白癜风发病总由外感六淫，内伤七情，脏腑功能失调所致。初起多为风邪外袭，气血不和；情志内伤，肝郁气滞；故白斑发展迅速。日久常有脾胃虚弱、肝肾不足、经络瘀阻，故白斑色淡或边有色沉。

1. 治疗原则 以扶正祛邪、标本兼治，内外治结合为原则。白斑发展迅速以祛邪为主，白斑静止不变以扶正为主。

2. 治疗方法 白癜风中医治疗方法从多，临床需根据白斑变化，结合患者体质、伴随症状及舌脉，选用适宜的治疗方法。

2.1 辨证论治 ①气血不和证：皮肤白斑呈乳白或粉红色，境界欠清，多见于面部及暴露部位，发病急、发展较快；或伴有瘙痒或灼热或疼痛；舌淡红，苔白或薄黄，脉弦或浮数，治宜疏风通络，调和气血，方用浮萍丸或四物消风饮或加减；常用药物生地、当归、荆芥、防风、赤芍、川芎、白鲜皮、薄荷、独活、柴胡、浮萍等。②肝郁气滞证：皮肤白斑大小，常随情绪的波动而加重；或伴有情志抑郁、喜叹息或心烦易怒，胸胁或少腹胀闷窜痛，妇女或有乳房胀痛、痛经、月经不调；舌淡红，苔薄白，脉弦，治宜疏肝解郁，行气活血，方用柴胡疏肝散加减；常用药物柴胡、郁金、当归、川芎、熟地黄、白芍、白蒺藜等。③脾胃虚弱证：皮肤白斑晦暗，境界欠清；或伴有神疲证乏力，面黄，纳呆，口淡无味，腹胀，腹泻或便溏；舌淡，少苔，脉细，治宜健脾益气，和胃消斑，方药人参健脾丸加减；常用药物人参、茯苓、山药、陈皮、木香、砂仁、当归、远志、丹参、浮萍等。④经络瘀阻证：皮肤白斑边界清楚，常有白斑边缘色素加深部位固定，或伴有面色发暗，唇甲青紫；舌质紫暗或有淤斑，舌下静脉迂曲，苔薄，脉弦涩或细涩，治宜理气活血，祛风通络，方用通窍活血汤加减；常用药物当归、桃仁、红花、川芎、白芷、赤芍、丹参、鸡血藤、乳香、没药、地龙、黄芪、威灵仙等。
⑤肝肾不足证：皮肤白斑日久，色瓷白或乳白，形状不规则，边界清楚，白斑内毛发多有变白；或伴有失眠多梦、头晕目眩、腰膝酸软；舌质红、少苔，脉细或沉细数，治宜滋补肝肾，养血活血，方用左归丸合二至丸加减；常用药物熟地黄、山萸肉、山药、茯苓、女贞子、旱莲草、补骨脂等。

2.2 中成药　中成药的选用应遵循《中成药临床应用基本原则》，辨病与辨证相结合，部分无明确证型的中成药可采用辨病用药。

2.2.1 白灵片　功效：活血化瘀，增加光敏作用；适应证：白癜风经络淤阻证及其他证型具有血瘀者；用法用量：口服，4 片 / 次，3 次 / 天；同时患处外搽白灵酊，3 次 / 天，3 个月为 1 个疗程；不良反应：尚不明确；禁忌：孕妇忌用；月经期口服减量或停服圈。

2.2.2 白蚀丸　功效：补益肝肾，活血祛瘀，养血祛风；适应证：白癜风肝肾不足、血虚风盛证；用法用量：口服，2.5 g（约 20 丸）欣，10 岁以下小儿服量减半，3 次 / 天；不良反应：个别患者服药后可能产生肝功能异常甚至肝损害；禁忌：孕妇、肝功能不全者禁用。

2.2.3 驱白巴布斯　功效：通脉，理血；适应证：白癜风（自热斯）经络淤阻证；用法用量：口服，3 ～ 5 片 / 次，3 次 / 天；不良反应：尚不明确；禁忌证：尚不明确。

2.2.4 复方驱虫斑鸠菊丸　功效：熟化和清除异常黏液质，温肤着色；适应证：白癜风、银屑病；用法用量：口服，4 ～ 6 g/ 次，3 次 / 天；不良反应：尚不明确；禁忌证：尚不明确。

2.3 外治疗法　应根据白斑、发病部位、证型的不同，选用不同的外治疗法。

2.3.1 药物外治疗法

2.3.1.1 复方卡力孜然酊　功效：活血温肤，清除沉着于局部的未成熟异常黏液质；适应证：用于白热斯（白癜风）；用法：外用，3 次 / 天，每次涂药后要求继续揉搓至白斑发红为止，擦药 30 min 后可行局部日光照射 5 ～ 20 min；不良反应：偶有发红、发痒、肿胀等反应；禁忌证：尚不明确。

2.3.1.2 白灵酊　功效：活血化瘀，增加光敏作用；适应证：白癜风；用法：药物涂擦患处，3 次 / 天，3 个月为 1 个疗程，同时服用百灵片；注意事项：对外搽白灵酊过敏者禁用，过敏体质者慎用；涂布部位如有明显灼烧感或瘙痒，局部红肿等情况，应停止用药，洗净，必要时向医师咨询；孕妇慎用；儿童用药要在家长监督下进行。

2.3.2 非药物外治疗法

2.3.2.1 梅花针　功效：激发经气，调整脏腑、气血，扶正祛邪；适应证：静止无变化白斑；方法：常规皮肤消毒后用一次性梅花针在白斑处叩刺，以皮肤微渗血为度；1 次 / 天，7 ~ 10 次为 1 个疗程。

2.3.2.2 火针疗法 功效："引火助阳"，激发经气，调节脏腑，疏通经络，调和气血；适应证：静止无变化白斑；方法：常规皮肤消毒，点燃酒精灯，左手持酒精灯，右手持 1 寸毫针，酒精灯加热针体，直至针尖烧至红白，迅速浅刺、轻刺白斑区，密度 0.2 ~ 0.3 cm，直至白斑区布满刺点，刺后 24 h 不沾水，以碘伏消毒，1 次 / 周，10 次为 1 个疗程。

2.3.2.3 艾灸疗法 功效：局部刺激，调整经络、脏腑、气血；适应证：静止无变化白斑；方法：将艾条点燃后对准白斑处，艾条与病灶之间保持一定距离，温度以患者能忍耐为宜，灸 1 次 / 天，10 次为 1 个疗程。

3. 注意事项

3.1 提倡早治疗、足疗程治疗、综合治疗。

3.2 注重心理疏导，帮助患者消除精神紧张、焦虑、抑郁，保持良好的精神状态，避免外伤，多食黑色食品。

参考文献

[1] 金春林，李铁男. 中医药治疗 60 例进展期白癜风临床研究. 中国中西医结合皮肤f生病学杂志，2011，10（3）：156-158.

[2] 梁碧欣，袁娟娜，吴元胜，等. 当代中医辩治白癜风用药规律分析. 辽宁中医药大学学报，2013，15（6）：129-131.

[3] 刘瓦利. 白癜风的中医辨证与治疗. 中国临床医生杂志，2005，33（2）：50.

[4] 王林，曹燕，贾虹，等. 儿童白癜风的治疗进展. 中国麻风皮肤病杂志，2016，32（1）：61-64.

[5] 陈放，林建新，黄小丹，等. NB-UVB 联合中成药白灵片和白灵酊治疗白癜风疗效观察. 中国皮肤性病学杂志，2010，24（9）：887-888.

[6] 郝思辉，余穗娟，杨敏，等. 口服白蚀丸联合窄谱中波紫外线照射治疗白癜风疗效观察. 中国美容医学，2014，23（1）：65-67.

[7] 吴文育，杨勤萍，陈美娟，等. 复方卡力孜然酊治疗白癜风. 中华皮肤科杂志，2005，38（4）：250.

[8] 杨素清，孙微，邹存清，等. 火针疗法治疗白癜风近况. 针灸临床杂志，2014，30（4）：77-78.

附录5
白癜风外科治疗共识（2012）

中国中西医结合学会皮肤性病专业委员会皮肤外科学组

本共识经中国中西医结合学会皮肤性病专业委员会皮肤外科学组委员及国内相关专家讨论制定。参加起草及讨论的成员（以姓氏汉语拼音为序）：艾勇、曹梅、陈晓栋、陈裕充、戴耕武、邓军、范斌、方方、康旭、李航、李久宏、李梅娇、罗东、彭建中、朴永君、阮仁杰、孙晶、汤依晨、万苗坚、王学军、尉莉、吴文育、吴信峰、杨顶权、翟建新、张斌、张东晨、张良、赵亮。

白癜风是一种常见的影响美容的获得性皮肤色素脱失性疾病，病因及发病机制仍然不清楚，临床治疗比较棘手。目前多采用综合疗法治疗白癜风，但是某些类型白癜风对药物治疗反应不好，甚至部分治疗有效的患者也存在某些皮损对治疗疗效不佳的现象。因此，外科治疗是对顽固性白癜风的有效手段之一，特别是对局限型稳定性白癜风皮损有良效。

一、适应证及术前准备

1. 白癜风外科治疗适应证 特别适用于药物治疗效果不好的稳定型白癜风，特殊类型的白癜风（包括晕痣、毛发区的白癜风），病史上无同形反应出现，非瘢痕性体质者。由于目前尚无"稳定"的特定指标，建议其为白斑无进展1年（在停用一切药物及治疗手段、无新皮疹出现、老皮疹无扩展以及无同形反应）。检测性移植（test grafting）可用来观察可疑病例的"稳定性"。

对于泛发型患者不主张广泛地大面积的手术治疗，一是经费问题；二是因为不能完全排除复发的可能性，医、患双方都要承担复发的风险。如果患者为了容貌，确实有需求，局部手术治疗也是可行的，只是活动期患者需在辅助药物治疗的前提下，在控制病情的同时进行手术。

某些，如伴有严重心、脑血管性疾病、桥本甲状腺炎和内分泌多腺综合征患者、恶性贫血、系统性红斑狼疮等系统病及口服特殊药物者，不适合进行白癜风移植。

2. 适合白癜风手术治疗的年龄 对于治疗的最小年龄尚无一致的观点。白癜风外科治疗一般在局部麻醉下进行，对于患儿较难以实现，而采用外科治疗的全身麻醉对于儿童存在着较大风险。因此，认为外科治疗不适用于儿童，但是，长期的药物治疗，家长担心药物对身体的影响更加严重。且有研究显示，年龄较小的患儿进行表皮移植的效果要比年龄大的好。因此，医师必须考虑到不同患者的利弊，谨慎使用外科方法

3．术前指导及知情同意　知情同意书应围绕手术的操作和可能的并发症详细地告诉患者，并需患者签字同意。告知患者白癜风的病程以及"稳定"只是个模糊的指标，必须说明该手术的局限型。强调为了达到预期效果还必须同时进行药物或物理治疗以及恢复一定的时间（几个月到半年），有的患者要达到预期的结果可能还需进行多次手术。

4．术前实验室检查　包括血小板计数，凝血酶原时间和激活部分促凝血酶原时间，以及血液生化等检查。根据不同患者检测乙型肝炎表面抗原和丙肝、梅毒等其他通过血液传播的疾病，甚至 HIV。

二、麻醉及护理

1．麻醉　大部分病例可采用局部浸润麻醉和神经阻滞麻醉。一般使用含或不含肾上腺素的利多卡因，受皮区麻醉不能加用肾上腺素，以免干扰对磨削深度的判断。肿胀麻醉和神经阻滞麻醉可用于皮损较大的区域。如果计划进行广泛区域的移植，需要进行全身麻醉。

2．术后护理　适当的术后制动和护理对于获得满意的效果非常重要。同时根据不同方法按照要求定时进行换药等处理。术后常规口服小剂量糖皮质 激素和治疗白癜风的药物，创面暴露愈合后再增加外用治疗白癜风和瘢痕的药物。

三、手术方法

白癜风外科手术方法包括：手术切除（含皮肤扩张、皮瓣转移）、皮肤磨削、组织移植（含毛发移植）和细胞移植。

（一）外科手术切除

适用于面积较小、特别是毛发区域、经规范用药无效而白斑稳定无发展倾向的患者，可以采用美容外科的方法直接切除缝合或 应用局部皮瓣转移的方法，同时术后口服小剂量泼尼松1～2个月，每日 10～15 mg，早饭后顿服，以防止出现同形反应。

（二）单纯皮肤磨削术

适用于面积小的白斑，一般为 1 ～ 2 cm² 的稳定期皮损。

（三）组织移植

1. 皮肤钻孔移植（punch grafting） 从股部、臀部、耳后，耳垂后或上臂内侧等供皮区钻孔取移植物（直径为 1.2 ～ 2.0 mm）。采用 1 ～ 2 mm 钻孔器在白癜风稳定皮损的受皮区钻孔，并将移植物种植其中，孔间距为 5 ～ 10 mm。术后包扎制动，24 h 内换药以观察移植物是否移位。7 ～ 10 天移植物成活，可进行光疗或外用糖皮质激素治疗，以确保移植边缘的色素扩散。优点：该方法容易操作且价格最为便宜。除了乳头部、口角和面部（这些部位非随意肌的收缩可影响移植物的吸收）外，均可采用该方法。该方法主要适用于"难治疗部位"如指、趾、掌、跖等。缺点：由于该方法无法获得形成一致的色素，有形成瘢痕的可能，瘢痕呈"鹅卵石样"外观改变，所以不适用于面部的皮疹。

2. 自体皮肤移植治疗白癜风 供皮区的选择：隐蔽部位，局部较平整，与受皮区色差较小处，一般多采用腹壁、臀部、大腿内（外）侧。

表皮移植治疗白癜风常用的方法：①负压吸疱法：用白癜风治疗仪吸疱获取表皮，机器配有不同形状的吸盘，适用于身体的不同部位。该方法操作简便，技术要求低。所取疱顶表皮每个约 1 cm。，最大 1 次移植面积一般不超过 100 cm²，起疱时间 30 ～ 50 min。受皮区（白斑区）可以采用吸疱的方法去除白斑区表皮，并剪下弃之，将所取正常表皮移植其上。也可采用皮肤磨削的方法去除白斑，再将表皮移植其上。术后创面凡士林油纱包扎 7 ～ 10 天愈合，至油纱自行脱落后，继续给以药物 1 : 7 服及外用 1 ～ 2 个月，同时口服泼尼松每日 10 ～ 15 mg。此法皮肤移植成活率达 90% 以上，由于移植表皮非常薄，所以美容效果很好，几乎无瘢痕。该方法的缺点：手术时间长。一次性治疗面积受限，面积较大者常需多次治疗。术后可能出现斑点状色素不匀现象，特别是受皮区采用吸疱的方法。②辊轴式取皮、鼓式取皮、电动取皮、取皮刀徒手取皮治疗白癜风：此法也是表皮移植治疗白癜风的一种，只是取皮的方法不同。所取皮肤可以是刃厚皮片（含表皮和部分真皮乳头层）。优点：适合大或特大面积皮损的治疗，不受移植面积的限制，一次性治疗可达几百平方厘米。缺点：医师技术操作要求高，大面积整张表皮移植后早期会出现挛缩，表现为局部不平整，表皮偏厚者更加明显，多数随时间推移可自行恢复，严重者 6 个月后通过磨削可以完全消失。

3. 其他组织移植 毛囊移植已被用来治疗毛发区的皮损，适用于眉毛、睫毛小面积白癜风，该方法治疗含有白发的皮损效果很好。通过获得一小条带有毛发的枕部区头皮，以单个毛囊为单位进行分离，毛发移植器将单个完整毛囊植入受体白斑皮肤处，间隔 5 ～ 10 mm。此法由于供体毛囊来源有限，因此不适用于大面积白癜风治疗。

4．细胞移植　用来治疗白癜风的主要有以下几种细胞移植技术：非培养自体表皮细胞悬液；自体表皮培养移植；自体黑素细胞培养移植。

（1）自体表皮细胞悬液移植（非培养黑素细胞移植）。优点：与其他外科方法相比，表皮细胞悬液可治疗相对较大的皮损，供 - 受皮区比例可达 5 ～ 10 倍。缺点：获得取刃厚皮片需要技术和经验。该方法需要相应的实验设施和受过训练的团队。

（2）自体表皮细胞培养移植和自体黑素细胞培养移植。因价格昂贵，要求有专门的技术人员和设备，故临床开展不广泛。

5．其他外科治疗方法　纹饰术：①也可采用人工色素植入文身的方法进行治疗，此属被动治疗，在白癜风治疗中，将带有色素的非致敏源性氧化铁通过物理性方法植入白斑处，可以对白斑起到长期性的遮盖作用；②脱色疗法：当皮损面积 > 50%，上述所有方法无效，或颜面部大面积白癜风残留小面积正常肤色皮肤时，可以考虑选择脱色疗法，采用 20% 氢醌单苄醚软膏每天 2 次逐步脱色。脱色素治疗后，仍然需要 3 ～ 4 个月 1 次定期脱色治疗。常见不良反应是局部接触性皮炎。也可用 4- 对甲氧酚、Q 开关红宝石激光脱色。

6．特殊部位白癜风外科治疗及处理　主要针对毛发区（包括头皮、胡须、眉毛）、开放、活动器官周围及特殊组织（眼、眶周、颈、手足关节及口唇黏膜等）部位白癜风皮损。采用头皮缩小、皮瓣转移、毛发移植、皮肤磨削、器官缝合粘连、术后缝合打包等手段。在结合药物治疗的情况下，以保证治疗的良好效果。

方方　赵亮执笔